「体にいいもの」にハマる日本人

熱狂と欲望のヘルシーフード

畑中三応子

ウェッジ

はじめに

近現代日本の食の流行を包括的に眺めていて驚かされるのは、健康がらみのブームの多かったことだ。明治はじめから今日まで、社会のシステムがどんなに変わっても、日本では「体にいい」ことが食べ物の流行する一要因になってきた。その力は時代を追うごとに増し、いまではどんな食べ物でも、多少の健康効果がないと許されない空気がある。

いつまでも元気で健康でいたい、ずっと若々しい体のままでいたい……いつの時代も変わらない願いは、健康食やダイエットのブームを数えきれないほど繰り返させてきた。

本書では、日本人が累々と築いてきた健康食とダイエットの足跡をたどり、ブームはどのように起こり、去っていったのかを見る。平成から今日までを中心に、明治時代から昭和にかけてのはずせないエピソードも紹介する。健康と痩身を軸にした食の流行と、それらを通した日本人論を描き出せればと思っている。

1章は「これを食べれば健康になる」と「これを食べてはいけない」の熾烈《しれつ》なせめぎ合い、2章は病的なまでの健康ブームが席巻した平成時代を軸に、健康食品のはやりすたりの記録である。3章では、トクホやサプリメント、機能性表示食品がどのように誕生し、浸透したかを検証する。培養肉、昆虫食など、最先端のフードテックから科学と食の深い関係を見るのが4章。あやしい疑似科学やSDGsについても考える。5章は1970年から本格化したダイエットの寄せては返す波のような流行史を、6章は女性のためのものだったダイエットが男性主導型になる流れを追う。

人間の本能的な欲求は、食欲、睡眠欲、性欲とされる。すべて生存を維持し、生命をつなぐのに必要な欲求だ。だが、この3つ以外に、人間には「健康欲」という強烈な欲求があると思う。不老不死と健康長寿を求める気持ちや死への畏《おそ》れは、人の心にとって根源的なものだ。

めまぐるしいブームを概観していて感じるのは、日本人の健康欲はもしかしたら世界有数の高さではないかということ。また、バブルが崩壊した1990年以降、明らかに右肩上がりで健康欲が高まったことに気づく。

それには理由がある。人々の健康意識が変わる背景には国の健康政策や栄養政策があり、大きな影響を与えてきた。またそれは食べ物の流行に直結し、企業を潤してもきた。

日本は戦後に食料難からくる栄養不足に苦しんだが、急速な経済成長で1970年代にはもう食べすぎによる成人病が問題になった。次の1980年代には、栄養摂取の方向をそれまでの「たくさん摂りましょう」から「成人病を防ぐため、とくに脂肪は控えて、バランスよく食べましょう」にシフトした。

と、ここまでがストーリー的には伏線。1990年代になると健康欲を激しく刺激する事柄が次々に起こる。

まず、1991年に「特定保健用食品制度」が成立してトクホが誕生し、健康食品が巨大ビジネス化する引き金になった。1996年にはサプリメントが解禁された。同年、成人病が「生活習慣病」に名称変更したことは大きかった。それまではある程度の年齢になったら、病気になるのは当たり前だった。ところが、病気は不摂生や食べすぎ、運動不足といった各自の〝悪い〟生活習慣によって引き起こされるものに変わって自己責任と化し、日本人はせっせと食事や運動に気をつかい、メディアが流す健康情報に熱心に耳を傾け、それにつれて求める健康のレベルがどんどん高くなったからだ。

2000年に「21世紀における国民健康づくり運動（健康日本21）」がスタート、2001年に「保健機能食品制度」創設、2003年に「健康増進法」施行、2005年に「食育基本法」施行、2008年には「特定診断・特定保健指導」が40歳以上75歳未満の国民に義務化され、現在に至っている。

昔は病気にならなければ満足したものが、検査や健康機器で体内の状態が簡単に可視化・数値化できる現在では、少しでも正常ではない部分が見つかった瞬間、それまで健康だった人が半病人の気分になってしまう。症状があるかどうかより、データをどう受け取るかの問題なのである。予防医学の発達も後押しし、元気な人はより元気はつらつな状態を、太っていない人でもよりスリムな体型を望むようになった。

最近はやりのエクササイズ器具に筋膜リリースを行うローラーや、筋肉を刺激する電動マッサージガンがあるが、体にアザができるまで使う人が続出しているという。まじめに自己研鑽に励むのが日本人の美質といわれるが、健康に対しても、ついやりすぎてしまうのかもしれない。

ブームからもうひとつ痛感するのは、人は健康が関係すると、あやしい情報でもつい信じてしまいがちなこと。爆発的なブームを起こした健康食品、ダイエット食品をあとでふり返ってみると、どうしてこんなものに日本人は翻弄されたのかと、愕然とし、呆れ返ることが少なくない。健康という2字には、理性を抑え込む底知れないパワーがある。

いま「健康」でグーグル検索してみるとゆうに19億件を超え、ダイエットでは約1億6400万件ヒットした。インターネット上における健康情報の氾濫はすさまじい。テレビやラジオ、新聞や雑誌も同様だ。そこから本当に自分に必要なものを選べるようになるためには、それらの変遷を知っておくのは悪くないと思う。健康欲から自分をちょっとだけ解放してみると、食事がもっと自由に楽しめるようになる。その一助にもなればうれしい。

熱狂と欲望のヘルシーフード 目次

第2章 こんなもの、はやりました。～健康食品流行クロニクル

第3章 「トクホ」「機能性表示食品」の流行と定着

第4章 科学は食と健康にどれだけ役立ってきたのか

第5章

ダイエット狂騒曲

第6章 新時代のダイエット

＊本書中の商品名は各社の登録商標または商標です。

第1章

繰り返される「体にいい・悪い」論争

日本人は「健康」論が大好きだ。
「これを食べれば健康になる」
「これを食べてはいけない」
という流行が起きては去り、去っては起こり、
その時代の空気を反映しながら
人々の生活に多大な影響を与えてきた。
白米か玄米か、肉食か菜食か、牛乳は有益か有害か、
食にまつわる「自然」と「人工」の対立構造……。
振り子のように振れる「体にいい・悪い」論争。
「食べ物善悪二元論」の歴史を振り返る。

オートミール、大豆ミート、植物性ミルクブームと嫌われがちな米、肉、牛乳

２０２１年から、**「オートミール」**の静かなブームが続いている。オーツ麦（日本語名は燕麦《えんばく》）を加工したシリアルの一種で、水分でふやかすだけで加熱がいらないタイプと、加熱が必要なタイプがある。白米と比較すると、食物繊維は約20倍、たんぱく質は約２倍、鉄は約5倍、カルシウムは約9倍も含まれ、ビタミンB群も豊富だ。白いご飯からオートミールに切り替えると、１食分で糖質は3分の1、カロリーは約半分に抑えられることから、コロナ太り解消に最適な「新しい主食」として注目された。その年を象徴する食品や料理を選ぶクックパッド「食トレンド大賞２０２１」では「オートミールごはん」が大賞を獲得。２０２１年度の市場規模は前年度比で８５０％に急増した。

白いご飯は**糖質**のかたまりなので体に悪いとみなされて、糖質オフの観点から最近とみに敬遠する人が増えている。とはいえパンやパスタ、うどんに替えたところで糖質量は似たり寄ったり。そこで浮上したのが、同じ穀物食品でも糖質が減らせるオートミールというわけだ。ほかにも、腸内環境を整える効果、血中コレステロールを下げる効果もうたわれている。

オートミールは英米では牛乳で粥状に煮て朝食に食べることが多く、ドロドロとしておいしくないイメージがあったが、水分を少なめにすると、ご飯に近い食感になる。この特

徴を生かして「オートミール米化」をキャッチフレーズに、チーズやトマト味のリゾット、しょうゆやみそ味の雑炊といった、ご飯が大好きな人でも無理なく取り入れやすい代替米レシピがたくさん開発されている。オートミールでおにぎりも問題なく作れるのには、ちょっと驚いてしまった。

初の国産オートミールは1929年（昭和4）に札幌で製造され、「滋養食品」に位置づけられて糖尿病患者の食事療法にも用いられたが、こんなに注目されたのははじめてだ。

コロナ禍の最中に、**「大豆ミート」**も広く周知された。大豆たんぱくが主原料の代替肉で、市販の惣菜や外食にも取り入れられている。ミンチやスライスなど、使いやすいサイズに加工された料理の材料用の大豆ミートも、手軽にスーパーなどで買えるようになった。最近では、米粒型に加工したご飯のかわりになる大豆ライスも登場し、おかずも主食も大豆でそろえることができる。

大量の穀物飼料と水、土地を必要とし、温室効果ガスの排出量が多い畜産は環境負荷が大きく、持続可能ではないことも、よく知られるようになった。ただ、海外では環境問題解決のため代替肉に切り替える人が多いのに対し、日本では大豆ミートが低脂肪で低カロリー、食物繊維が豊富でコレステロールゼロのヘルシーフードであることに着目し、取り入れる人が多いようだ。地球の健康より自分の健康が重視されてブームになる、というのも複雑な気持ちにさせられるが、結果として食べ物の選択肢が広がるのはよいことだ。

牛乳の代替になる**「植物性ミルク」**人気も急上昇している。古くから牛乳に対して「第2のミルク」に位置づけられていた豆乳以外に、アーモンドミルク、オーツミルク、ライスミルク、ヘーゼルナッツミルクなどがあり、コンビニでも買えるようになった。すべて100%植物性原料から作られ、見た目は牛乳そっくりだが、牛乳よりも低脂肪・低カロリーなのが売りである。たとえばアーモンドミルクだったらビタミンEが豊富というように、美容効果の高い栄養成分を含むことから、とくに女性に愛飲者を増やしている。

さて、オートミール、大豆ミート、植物性ミルクのブームから見えてくるのは、これらが代替することになった**米**、**肉**、**牛乳**が、なんとなく体に悪そうなイメージを持たれているという事実。実はこの3つには、何度も「体にいい・悪い」論争の的になった過去と歴史がある。

ずっと昔から存在した「体にいい・体に悪い」論争

米は日本の食生活の土台である。江戸時代には米1石（約150キロ）が1人当たりの年間消費量と見なされ、武士のサラリーの最小単位として支給された「一人扶持《ふち》」は男が1日5合、女は3合というように、経済システムの基盤にもなった。

「和食」がユネスコ無形文化遺産に登録されたとき、農林水産省がその特徴を4つにまとめた。特徴の2番目、「健康的な食生活を支える栄養バランス」は、「一汁三菜を基本とす

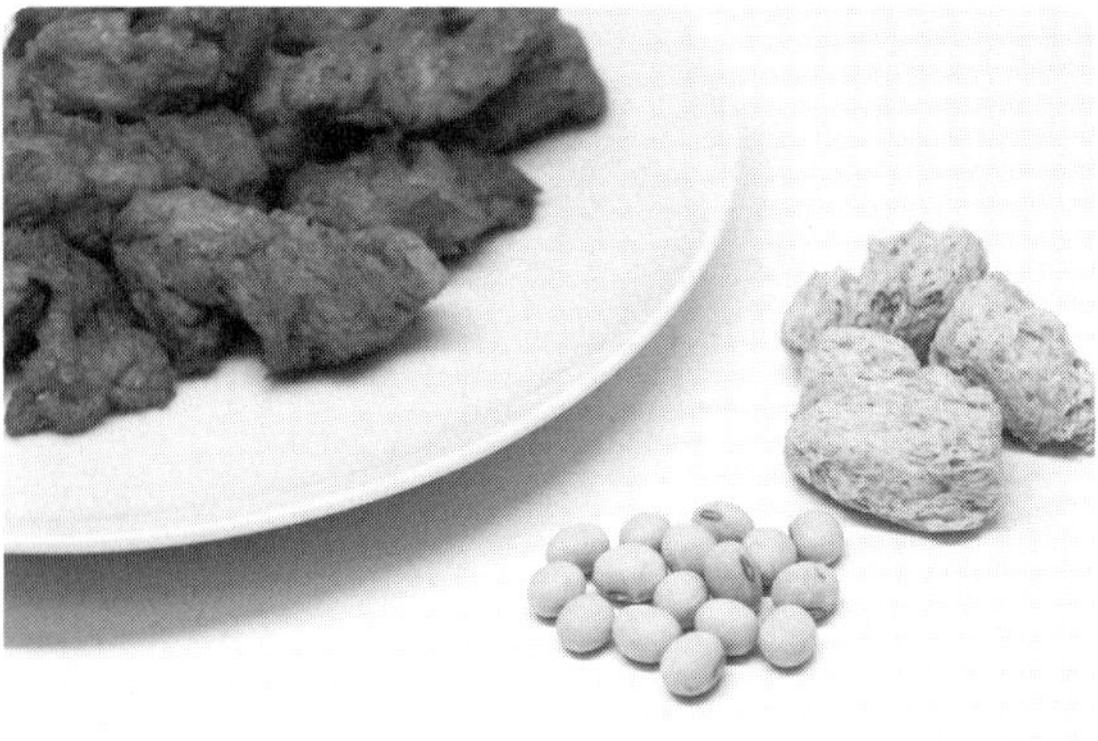

大豆ミート

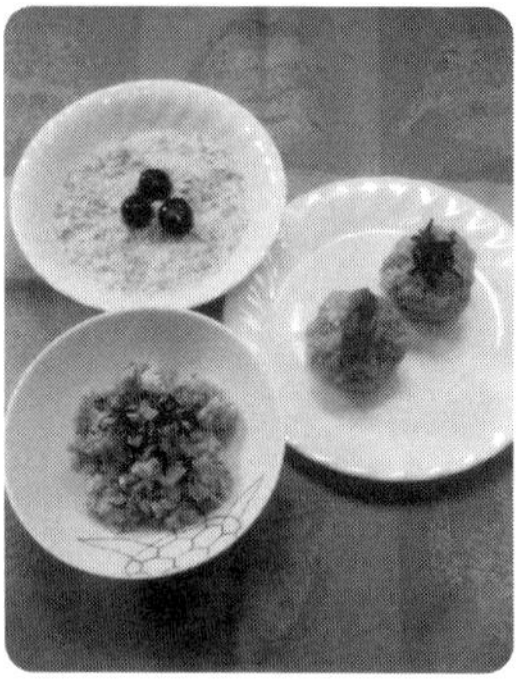

米化したオートミール

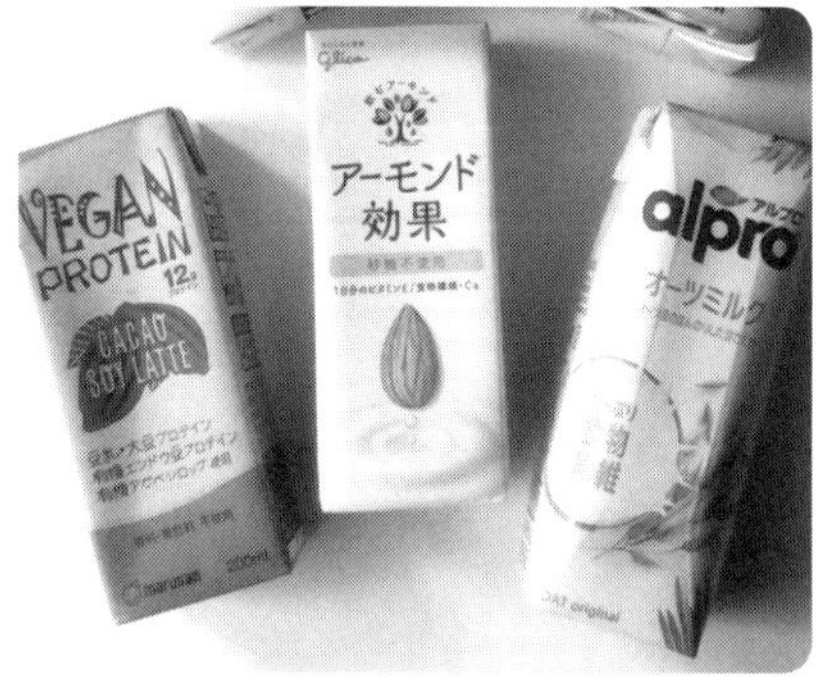

さまざまな植物性ミルク商品

る日本の食事スタイルは、理想的な栄養バランスと言われています」と説明されている。「一汁三菜」は主食のご飯をベースに、汁物とおかず3品を組み合わせた献立。主食はあって当然なので「飯」はカウントされていない。

あらためて、**主食**というのは日常の食事で中心になる食べ物のことである。多くの国や地域では、エネルギー源になる炭水化物を主成分とする穀物、パン、麺類、イモ類を主食にしている。ただ、英語の「メインディッシュ」あるいは「メインコース」が主菜を指すように、欧米の食生活では主食という概念は薄い。食事の中心と考えられているのは、肉や魚の料理のほうである。

厚生労働省が「日本人の食事摂取基準2020年版」で定めている炭水化物が総エネルギー摂取量に占めるべき割合は、男女ともすべての年齢で50〜65％。1日2000キロカロリー摂るとして、うち1000キロカロリー以上が炭水化物なのは多いと感じるかもしれないが、1960年代の中頃までは日本人の総エネルギー摂取量の70％以上を炭水化物が占めていた。まさしく主食である。重労働の農民や労働者は、1日に米を1升食べることも珍しくなかったという。炊いたご飯だと約3・3キロ、恐るべき大飯食らいである。おかずは塩辛い漬け物だけだったりとごく少なく、90％以上が炭水化物だった。

米をめぐる最初の論争は、明治中期に起こった**「白米対玄米」**である。その頃、「脚気」という病気で大勢の人が亡くなっていた。糖質がエネルギーに変わるのに不可欠な栄養素、ビタミンB_1の欠乏で引き起こされる栄養障害病である。ブドウ糖から十分にエネルギーを産み出せなくなって末梢神経と中枢神経が冒され、最初は下肢がむくみ、しびれ、ふらつき、進むと全身に倦怠感が広がり、ひどくなると心不全で死に至る。膝小僧の下を叩いて足が跳ね上がるかをテストするのは、神経が正常に働いているかを確認するためだ。

ビタミンB_1は米の胚芽と糠《ぬか》に含まれているが、精白すると取り除かれてしまう。白米を食べすぎることが脚気の原因だったのだが、それがほぼ解明されたのは大正時代。感染症だとか、たんぱく質不足だとか、諸説が入り乱れてまだ脚気が謎の病気だった1896年（明治29）、医師・薬剤師の**石塚左玄**が「脚気や胃病、結核、赤痢、癌、神経衰弱、腎臓病、糖尿病のような病気が多くなっているのは、主食である米の精白度が進歩したことが原因。糠という字は米偏に健康の康と書くように、玄米を食べれば健康になる」と主張して、「白い米と書いて粕《かす》になる」と白米を批判した。石塚は「食養」と名づけられた食事療法の創始者で、ここから発展したのが**「マクロビオティック」**、つまり石塚は「マクロビ」元祖である。

石塚の唱えた玄米主義は、マクロビオティックだけでなくベジタリアン、ヴィーガンはじめ、現代の食養生法や食事療法の多くに受け継がれ、健康法にそれほど興味がなくても玄米になんとなく体によさそうなイメージを抱く源泉になっている。

主食をめぐる論争と牛乳有害説

脚気の原因が白米だと判明してからは栄養学者のあいだで主食はどうするべきか、どちらが脚気予防効果が高く、体によいかを問う**「胚芽米対七分搗き」**論争が勃発した。東京帝国大学医学部が推す「胚芽米」は胚芽だけを残し、あとは白米同様に精米する。国立栄養研究所が推す「七分搗き」は糠と胚芽ともに3割残す精米法だ。玄米が入っていないのは、消化吸収率が低く、下痢をしやすいからだった。

「日本食品標準成分表2020年版八訂」を見てみると、両者の栄養価は大同小異。だが二大権威の威信がかかった衝突だけに、それぞれが主張を譲らなかった。論争は熾烈を極めたが、日中戦争がはじまって3年目の1939年（昭和14）、精米後の重量が玄米の94％以下に減ることを禁じる法令が出て、日本の米は自動的にぴったり94％だった七分搗きに定められてしまった。ところが太平洋戦争がはじまって戦況が悪化すると、今度は七分搗きから玄米に変えられた。消化吸収率の悪さは棚上げにして、玄米がいちばん栄養分の損失が少ないことと、玄米の重量から目減りする6％も無駄にできないほど食糧不足が逼迫していたためである。

主食は米とパンどちらにすべきかの**「米食対パン食」**論争は明治にはじまり、やがて粒食（米）と粉食（小麦）、どちらがすぐれているかの論争に発展した。粒のまま食べる米が原始的なのに対し、粒を粉に加工し、さらにパンや麺に加工して食べる小麦は文化的というのが戦前までの粉食派の言い分で、論点は栄養よりも文化面にあったようだ。実際のところ、日本の高温多湿な気候は小麦栽培に適さず、産出できるのはうどんに適した軟質小麦ばかり。製パン用の硬質小麦は輸入に頼るほかなかったので、まったく現実的な話ではなかった。

ところが戦後、本気で主食を米からパンに転換しようという動きが起こり、「米を食べるとバカになる」として米を攻撃する「反米」キャンペーンがさかんに行われたことがある。その背後には、日本に自国の余剰小麦を輸出し、大消費国にしようとするアメリカの農業政策があったといわれる。

肉食批判の最初のオピニオンリーダーも、石塚左玄。「人間は歯の構造から見て元来、穀菜食動物である」「日本人は風土に合わない肉を食べる必要はない」「玄米と野菜からなる正しい食事で体質を改善すれば、すべての病気は治る」「肉食が多いほど人の心は荒々しくなる」などと主張した。以来、「肉食対菜食」は攻防を続けながら、いまだに決着がついていない。

牛乳は明治初年に「完全栄養食品」として華々しく登場した。当初は母乳の代替品として利用されることが多かった。哺乳瓶の殺菌が不十分だったり、牛乳自体に雑菌が繁殖したりが原因の乳児死亡事故がしばしば発生し、これを受けて早くも明治20年代に**「人乳対**

牛乳」論争がはじまった。この論争は当時の最新栄養学、生理学の知見を用いた真っ当な内容だった。

次に牛乳が体にいいか、悪いかの論争が活発に繰り広げられたのは、それから約100年後の平成時代。科学的だった明治の論争とは打ってかわり、**「牛乳有害説」**と呼ばれるトンデモな危険情報が流布されるようになった。

有害説は、牛乳を飲むと「骨折が増える」「体内のカルシウムが溶け出す」「骨粗鬆症になる」などの骨に悪い系、「肥満につながる」「乳がんになる」「心筋梗塞や脳卒中のリスクを高める」などの生活習慣病系、「アトピーを引き起こす」などのアレルギー系、はては白血病、多発性硬化症、筋萎縮性側索硬化症、子どもの自閉症や発達障害など、難病やメンタルに関わる問題までさまざまで、牛乳が諸悪の根源とされる。一方で牛乳は体にいいという考えも広く共有されている。メディアやインターネット上では牛乳は体にいい派と体に悪い派の真っ二つに分かれ、論争が続いている状態だ。

それにしても、世界にはモンゴルの遊牧民や東アフリカのマサイ族のように、牛乳中心の伝統的な食文化を築いている人々がいる。本当に牛乳が有害ならば、彼らは病人だらけになり、とっくに絶滅してしまっているはずだ。

どちらが長生き食品？　平成に過熱した菜食・肉食論争

日本人は性質のまったく異なる食べ物を対立させる善悪二元論が大好きだ。悪があるから、善が輝く。その逆もまた真で、人には体にこんなにも悪いと騒ぎ立てる危険情報により影響されやすく、信じやすいという傾向があるようだ。

もっともポピュラーな二元論が、いわずと知れた**菜食**と**肉食**。前述したように元祖は石塚左玄だが、明治時代の肉の消費量は微々たるもので、『食肉衛生警察』（長隆舍、１９０９）によると１９００年（明治30）の１人当たり年間消費量はたったの３キロ、１日に換算するとおよそ８グラムだった。この程度しか食べていない肉が「体に悪い」といわれても、気にする人はあまりいなかったろう。

国民の所得水準と１人当たりの肉消費量には、世界中で正の相関関係がある。日本では高度経済成長期が、動物性たんぱく質の摂取量が右肩上がりの「高度栄養成長期」でもあり、１９６０年代に肉の消費量が急増した。農林水産省が毎年作成している食料需給表によると、牛・豚・鶏肉の国民１人当たり１日の供給量は１９６０年（昭和35）がわずか８・５グラムだったのに対し、１９７５年（昭和50）は41・３グラムと５倍近くに伸びている。その後も着実に増え、２０１９年の肉の消費量は１９６０年の約10倍に達した。とはいっても、年間１人当たり33キロ程度。１００キロ以上も消費するアメリカ人の３分の

1量しか食べていないことはぜひ知っておきたい。

肉消費量が急伸していた高度経済成長期、**「自然食」**の第1次ブームが起こり、石塚左玄の提唱した玄米菜食が復活した。実践者は既成文化からドロップアウトした若者たち、いわゆるヒッピーに多く、動機は健康や栄養よりも思想と生き方からで、社会全体からいえばごく少数派だった。菜食が力を得て肉食との熾烈な戦いを繰り広げたのは、平成時代である。

1991年（平成3）にはじまる牛肉輸入自由化は、1872年（明治5）の肉食解禁に次ぐ画期的な出来事だった。輸入の安い牛肉が豊富に出回って豚と鶏との価格差がなくなり、1990年代は日本人が歴史上もっともたくさん牛肉を食べた時期になった。牛肉消費量は2000年（平成12）に史上ピークの年間1人当たり20・7キロを記録したが、翌年の国内初となる**BSE**（牛海綿状脳症）発生の衝撃で急激に減少。減った分の需要は、豚肉と鶏肉に置き換わった。

1995年、外食では「しゃぶしゃぶ食べ放題」が流行していた。それに反旗をひるがえすように巻き起こったのが、**「粗食」**の大ブームである。石塚左玄の玄米菜食によく似た食事法だったのでとくに新鮮味はなかったが、バブルはとっくに崩壊し、1月に阪神・淡路大震災、3月にはオウム真理教による地下鉄サリン事件が発生。みなが内省的になっていたこの年、バブル期の流行語だった「飽食」への反省を促すようなネーミングは、時代の空気にぴったりフィットした。

ブームのきっかけは、1995年7月に刊行された『粗食のすすめ』(幕内秀夫、東洋経済新報社)。飽食をやめて粗食に還れば病気が治って健康になり、長生きできると説く健康書である。粗食という単語からは貧しくて粗末な食事をイメージするが、本書が定義する粗食とは、日本という風土によって育まれた伝統的な食生活。具体的なノウハウは、肉とその加工品、牛乳と乳製品、油脂類、砂糖、パンは極力控え、主食は玄米(または未精製の米か雑穀)をたっぷり、おかずは季節の野菜を中心に動物性たんぱく質は魚を少しだけでよく、味噌汁、漬物、納豆などの発酵食品を毎日欠かさず食べる。主食5、野菜・海藻・イモが3、種実(ごま、クルミなど)が1、魚介ときどき卵が1の割合が目安だ。

原則的に動物性食品はすべて禁止のマクロビオティック(ゆるマクロビ、プチマクロビは許容することもある)とは違って魚介と卵は食べてよく、肉食も厳格に禁じずに「できれば減らしましょう」とルールがゆるいので取り入れやすい。そのうえで食生活の欧米化がいかに日本人の健康をむしばんだかが激しく糾弾され、肉が体に及ぼす悪影響がいやというほど説明されているので、なんとなく肉が体に悪いのではないかと思っていた人は「やっぱりそうだったのか」と納得させられる。

一方で、伝統食がいかに素晴らしく、日本人の体質に合っているかが賛美されるが、「カタカナ食品からひらがな食品へ転換」のくだりでは、戦中の英語排斥に近いものを感じずにはいられない。日本のものならなんでもよいと決めつける食のナショナリズムは、ときとして科学を踏み越えがちなので、うのみにしないよう注意が必要だ。

〝空前〟と呼ばれる肉ブームの到来

粗食ブームは2000年代まで長く続き、日本人のたんぱく質摂取量は1995年の1日当たり約82グラムをピークに、本当に下降していった。

背景には、1996年に成人病が**「生活習慣病」**に呼び名が変わったこともある。この名称変更はそれまで年をとれば避けられないとされた病気を、年齢に関係なく、食べすぎ、栄養の偏った食事、飲酒、喫煙、運動不足など、不健全な生活習慣で発症する病気に変え、個人の自己責任にするパワーがあった。それからというもの、病気になるのは努力不足、元気でいるのは努力の成果という意識が高まり、健康になるためみんなよりいっそう頑張るようになった。そうしたムードのなか、健康長寿のためには「年をとったら肉を控える」がトレンドになってしまったのである。

2005年から翌年にかけては、人間にもっとも適した食物バランスは植物食85〜90％(うち50％が玄米で残りは野菜と果物)対動物食(魚介に限る)10〜15％と主張する『病気にならない生き方』(新谷弘実、サンマーク出版)がミリオンセラーになった。この本は、病気の原因として動物性たんぱく質、とりわけ牛乳を激烈に攻撃し、ついには牛乳消費量の減少傾向を強めたといわれるが、肉に対しても「老化を進める」「肉を食べなければ筋肉が育たないというのは真っ赤なウソ」「血が汚れる」などと過激に批判している。科学的根拠がどこにも示されず、どう読んでもトンデモ情報だらけの内容だが、100万部以上も売れただけに影響力は大きかった。

そうこうするうち、2010年代に入ると見た目は健康でも体内のたんぱく質が不足している**「新型栄養失調」**が国民のあいだに広がっていることが問題視されるようになった。1995年に約82グラムだったたんぱく質摂取量は、2011年に67グラムにまで落ち込んでいる。

高齢者はたんぱく質が不足して低栄養状態になると骨と筋肉が弱くなり、転倒や骨折、寝たきりになるリスクが高まる。また、たんぱく質摂取量の不足で血中の重要なたんぱく質であるアルブミン値が低下し、認知機能低下リスクが高まることも分かっている。超高齢化社会では見逃せない大問題だ。今度は「年をとったら若いとき以上に動物性たんぱく質を摂ろう」と説く健康書が続々出版されるようになった。代表的なのが、そのものズバリの『**肉を食べる人は長生きする**』（PHP研究所）。高齢者医療と老年学を専門とする医師の柴田博が、30年以上にわたって寿命と栄養の関係を調査した疫学データを用い、菜食や粗食の欠陥を説き明かしている。

この本が出た2013年、くしくもマクロビオティックの食養研究家・若杉友子による

『長生きしたけりゃ肉は食べるな』（幻冬舎）が発刊された。「農耕民族で穀物菜食の日本人は腸が長く、消化に時間がかかるため肉のカスが腸に長く残り、腐敗してさまざまな毒素が発生し、血液が汚された結果、細胞がガン化する」「にくにくしいという言葉があるように、肉食の人は短気でケンカ早い人が多く、トラブルを起こしがち」「肉やパンばかりを食べて、長時間働いていたら、うつ病や長期入院、車イス生活になるのは時間の問題」などの〝珍〟説が展開され、「お米をたくさん食べる人からできた精子や卵子はキラキラして元気がいい」といったトンデモ話も満載だ。なお、「日本人の腸は欧米人にくらべて長い」という説は、いくつかの研究で間違いであることが判明している。

読んでいておもしろいと思えるのはトンデモ話のほうなのか、本の売り上げでは『食べるな』の圧倒的な勝ちだった。しかし、その頃から中高年のたんぱく質摂取量を増やそうとする栄養指導が官民で積極的に行われ、「健康長寿の秘訣は肉」という考え方が浸透していった。「日本人の食事摂取基準2020年版」における総エネルギー量に占めるべきたんぱく質の割合の目標量は、49歳まで13～20％なのに対し、50～64歳は14～20％、65歳以上は15～20％と年をとるほど下限値が高くなる。外食では2015年から空前の肉ブームがはじまり、中食と内食では2018年に高たんぱく、低脂肪の鶏胸肉が注目を集めて**「サラダチキン」**が大ヒットした。

そして現在、ＳＤＧｓの盛り上がりでベジタリアン、ヴィーガンなどの菜食主義が再評

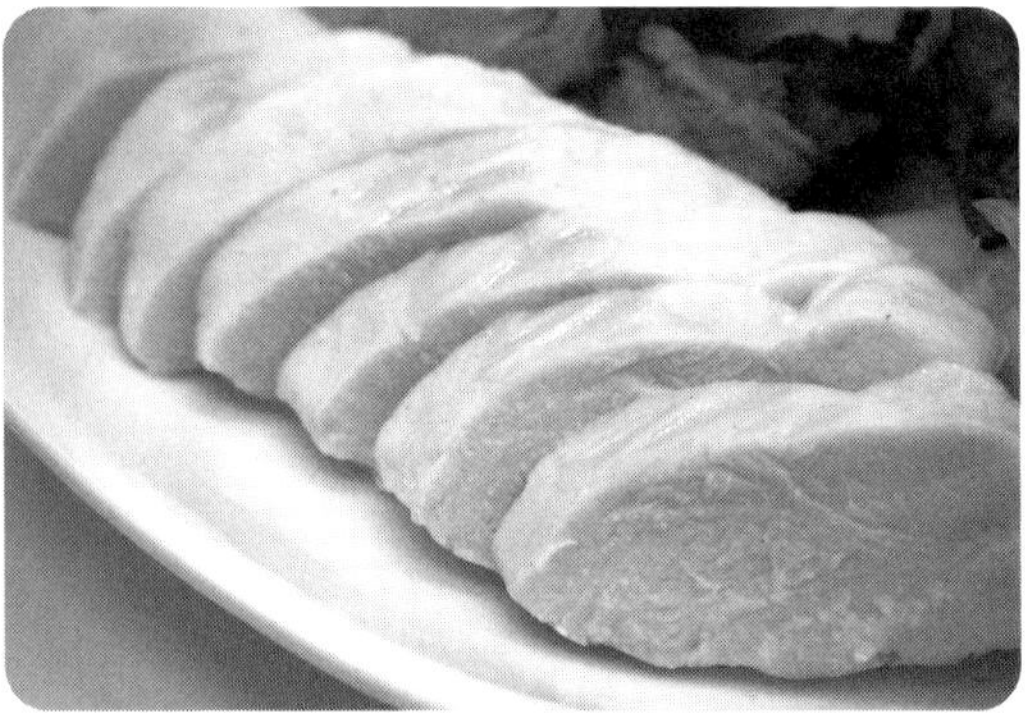

高たんぱく・低脂肪で大ブームとなったサラダチキン

価され、植物性の代替肉が台頭している。肉でもあり菜食でもある代替肉は、肉食と菜食の長い対立を解決できるだろうか？

なお、新型栄養失調は現在、若い女性にとっても深刻な問題だ。ダイエットや仕事の忙しさによる偏った食生活で、摂取カロリー自体が少なすぎたり、栄養素ではたんぱく質だけでなく、炭水化物、ビタミンではAとB_1、D、ミネラルではカルシウム、鉄、亜鉛が不足しがちな傾向があり、冷え、だるさ、片頭痛、気分の落ち込み、便秘や肌荒れなど女性に多い不調の原因のひとつになっている。

ベジタリアンとヴィーガンはどう違う？

ところで、**菜食主義**にはいろいろなパターンがある。

菜食を選択する動機を大きく分けると、1つめが「宗教的な理由」。ヒンドゥー教、ジャイナ教の不殺生の教えから、インドは現在も人口の30～40％が菜食主義者だそうだ。日本でも飛鳥時代の675年に天武天皇によって最初の肉食禁止令が出されて以来、殺生を戒める仏教と血や動物の解体をけがれとみなす神道、二重のタブーによって肉食を忌み嫌う歴史が千年以上も続いた。魚介や鳥類を口にすることはあったが、江戸時代までの日本は、世界に冠たる菜食主義の国だった。

2つめが、「健康上の理由」。日本ではもっぱら病気を予防し、心身ともより健康になるため、あるいは美容とダイエット目的で菜食が取り入れられる傾向が強いのに対し、とくに肥満問題が深刻なアメリカでは、必要に迫られて菜食にシフトする人の割合が多い。

3つめが「倫理的な理由」。動物を殺すこと自体が倫理に反しているとみなす、あるいは動物福祉（アニマルウェルフェア）の観点から畜産と養殖は非人道的とみなして動物食をやめるケースである。

この3つに加え、今日では**環境問題**と**食料問題**の解決のため、肉食から菜食に移行する人が増えている。前述したように、大量の土地と穀物、水を必要とする畜産業は環境に悪影響を与えており、温暖化を阻止するために肉食を減らすのが現在の国際的な潮流になっている。日本は人口減少社会だが、世界人口は今後35年で20億増加して100億人を突破すると予測され、このままでいくと確実にたんぱく質が不足する。それを防ぎ、世界のどこでもだれもが平等に健康的な食事を摂るためには肉の生産を抑え、農作物の生産に振り向けたほうが効率的だとされる。

菜食主義者にも、いろいろなパターンがある。**ベジタリアン**には、動物性食品をいっさい食べない人だけでなく、卵は食べるオヴォ・ベジタリアン、乳製品は食べるラクト・ベジタリアン、卵と乳製品を食べるオヴォラクト・ベジタリアン、これらに加えて魚も食べるペスカ・ベジタリアンのほか、週に1回は肉を食べないなどのフレキシタリアン（柔軟なベジタリアンの意）もいる。ちなみに元ビートルズのポール・マッカートニーは「チーズは食べるベジタリアン」。ポールが2009年、週に1回、月曜は肉は食べない日にして地球温暖化の緩和と動物愛護に貢献しようと呼びかけた「ミートフリーマンデー」を皮切りに、世界各地で同様のキャンペーンが広がっている。

対して、**ヴィーガン**は卵、乳製品、魚はもちろん、蜂蜜や豚由来のゼラチンも含め、いっさいの動物性食品を食べない厳格な完全菜食主義者。食品だけでなく、ウール、絹、皮革、毛皮など動物由来の衣類や家具も排除する。根底には、人間は動物を搾取せずに生きるべきという思想がある。宗教ではないが、原理主義的でどことなくカルト的な色合いも感じる。

そのヴィーガンが、日本ではおしゃれで美容と健康によいヘルシーフードとして、ちょっとしたブームになっている。専門のカフェやレストラン、ヴィーガンメニューを出すイタリアンやフレンチ、テイクアウトのヴィーガン弁当、ヴィーガンスイーツが驚くべきスピードで増え、東京では恵比寿にヴィーガンのコンビニまで登場した。

これまでベジタリアンは一度も大きなブームになったことがなかったのに、どうしてヴィーガンがこれほど受け入れられたのか。理由のひとつは、名前のとっつきやすさかもしれない。これは私の持論だが、ある食べ物が流行するには、名前がかわいくて響きがよいこと、覚えやすいこと、人に言ってみたくなることが条件。同じく完全菜食主義のマクロビオティックも、「マクロビ」と呼ばれるようになって急に知名度が上がった。ただし現在、イデオロギー色の強いベジタリアン、ヴィーガンの語を避けて、植物性食品は**「プラントベース」**と呼ぶのが一般的になりつつある。

それでも菜食主義は、日本では欧米ほどには普及していない。その理由は、もともと穀物が主食で野菜や大豆食品のおかずが発達していることと、何よりも日本人の肉を食べる量が欧米と比較して格段に少ないことではないだろうか。ただ、環境意識が高いミレニアル世代とZ世代の若者には、積極的に取り入れる人が多いようだ。心配なのは現在、20代女性の5人に1人がBMI（肥満度を測る指数で標準は22）18・5以下の「痩せ」であることが分かり、低栄養化が問題になっていることである。菜食でさらに痩せすぎないよう、気をつけてもらいたいと思う。

甦りつつある酸性食品とアルカリ性食品

「酸性食品対アルカリ性食品」も、歴史の古い食べ物善悪二元論である。酸性食品を食べすぎると血液が酸性化して病気にかかりやすくなり、アルカリ性食品をたくさん食べて血液をアルカリ化させると健康になるというものだ。だれもが耳にしたことがあり、なんとなく「アルカリ性」によいイメージを持っていることと思う。

実はこれも石塚左玄が唱えた「夫婦アルカリ論」を遠い祖先に持ち、大阪府立医科大学（現大阪大学医学部）教授の病理学者、片瀬淡《あわし》が「健康はアルカリ性体質のみで得られ、カルシウムが欠乏すると酸性体質に傾き、病気にかかりやすく、治りにくい」と説いた「酸塩基平衡論」がルーツとされる。片瀬はカルシウム研究の祖と呼ばれ、大正時代に「グリコ」が看板商品のキャラメルを発売した際、栄養指導を行ったことでも有名な人物。カルシウムによって体と患部をアルカリ性に導くことが、結核の予防と治療にもなると考えていた。

食品をざっくり分類すると、肉類、魚介類、穀類、卵、バターは酸性食品、野菜、果物、大豆食品、海藻、きのこはアルカリ性食品。梅干やミカン、酢は酸っぱいから酸性と思いきや、アルカリ性である。食品の酸性・アルカリ性を判定するには、その食品を完全に燃やし、残った灰を水に溶かしたときのpH値を計る。19世紀以来のアナログな方法だ。

メディアで酸性食品の害毒を早くから発信した「アルカリ性食品教祖」に、栄養学者の川島四郎がいる。第2次大戦前から戦中に陸軍軍人として軍用糧食研究に従事し、戦闘機の操縦士が夜間飛行するときの視力増強剤を開発したことでも知られる。その当時から一般向けの雑誌や書籍で「酸性食品を食べすぎて血液が酸性に傾くと黒ずみ、粘りが出てドロドロになる」という持論をさかんに展開した。ともかく筆が立つ人で戦後はますます旺盛な執筆活動を続け、とくに1970年代から1980年代にかけては『アルカリ食健康法』(光文社)、『まちがい栄養学』(毎日新聞出版)といったベストセラー栄養本を連発した。

酸アルカリ説の影響力が拡大したのは、日本が豊かになって動物性食品の消費量が増え、肥満と成人病が問題になりはじめた1970年代から。「酸性食品の肉を食べたときはアルカリ性食品の野菜もたくさん食べて血液を中和させ、栄養バランスをとる」という考え方はたしかに健康に益するが、問題はアルカリが商売の道具になってしまったことだ。「アルカリイオン飲料」のキャッチフレーズで登場した「ポカリスエット」（大塚製薬）が大ヒットした1980年代、アルカリは健康食品の宣伝文句として乱用されるようになり、知識のない消費者を専門用語で惑わしたとして、1985年に公正取引委員会がスポーツドリンク5種に警告を出している。

こうした状況下、日本の栄養学の世界で酸性食品とアルカリ性食品の根拠が完全否定されたのは1987年。人間の体は血液も筋肉組織もつねにpH7・4前後の弱アルカリ性に保たれ、腎臓の病気でないかぎりは食べたもので変動しないことが発表された。以降、栄養学の教科書は食品を酸性とアルカリ性で分類しなくなった。

しかし、アルカリ性食品を礼賛する意識はその後も根強く残った。それどころか復活の兆しがある。たとえば、2022年発売の『免疫力が上がるアルカリ性体質になる食べ方—すべての病気の原因は酸性体質にあった！』（小峰一雄、ユサブル）。著者は歯科医で、酸性食品によって唾液が酸性化し、それにともない体液も酸性になって免疫力が落ち、ウイルスや細菌による感染症、がんや糖尿病、虫歯に冒されやすくなると説明している。血液でなく、唾液であるところが新機軸ではある。

だがこの本、**「免疫力」**の語が使ってあるところが引っかかる。そもそも免疫力は、医学用語ではない。複雑な免疫のシステムは「力」といった指標で単純に測れるものではなく、かりに筆者が医学関係者であっても、この語が使われている健康情報は科学的根拠に欠ける可能性が高いという。

体液も血液と同様、食べものによって変動することはないが、表紙のキャッチコピーによると「ヨーロッパの最新医学界では、もはや常識!!」なのだそう。古い説を多少更新して海外の権威をほのめかすだけでは、科学的根拠をくつがえすのには弱い。それでも、この本がよく売れているのは、アルカリという用語が持つ魔力なのかもしれない。

「自然=善、人工=悪」の構図が確立した高度経済成長期

もうひとつ、いまも論争が続いている善悪二元論が**「自然対人工」**である。自然といっても、人の手がまったく加わっていない食べ物は野生の植物と魚介類、鳥獣類(ジビエ)くらいしかなく、この場合の「自然」は多分に観念的な分類だ。「自然食品」には法的な定義はなく、一般的に農作物の場合は化学肥料と農薬を使わずに有機農法で栽培したもの、加工食品の場合は**食品添加物**を使用せずに製造したものを指す。

自然食品には体によくて健康的なイメージが、人工的な食品には体に悪くて不健康なイ

メージがある。なかでも体に有害な物質として常に槍玉に上げられるのが、食品添加物だ。

1948年に食品衛生法が施行され、使用できる食品添加物が認可された。まもなく着色料が乱用されて危険性が指摘されるようになったが、批判が激化したのは高度経済成長期。おもに重化学工業によるさまざまな公害が発生し、大気と河川は汚染され、自然は目に見えて破壊されていった。カドミウム汚染によるイタイイタイ病、メチル水銀中毒による水俣病、ダイオキシン中毒によるカネミ油症など、汚染された食べ物による奇病が各地で発生して社会問題になり、化学物質への不信感が急速に高まった時代である。

私は子どもだったが、小学校では光化学スモッグ警報がたびたび鳴り、川に遊びに行けば生活排水で水面を泡が覆い、海水浴場にはヘドロが溜まっているという具合で、公害がいつでも身のまわりにあった。がんを引き起こす恐れがあると、人工甘味料のチクロが使用禁止になった事件は小学生のあいだでも話題騒然。チクロは砂糖の約40倍の甘みを持つ人工甘味料で、市販のおやつ菓子の多くに使われていたからだ。真っ白だった給食のパンがある日突然、クリーム色になったことも忘れられない。漂白されていた原料の小麦粉が、発がん性などの疑いから無漂白に切り替わったからだった。

化学物質で汚染された食品を摂取することで健康が害される**「食品公害」**という言葉も生まれた。日本では発がん性や催奇性（妊娠中の女性が体内に吸収したとき胎児に奇形が起こる危険性）の疑いがある化学物質が野放図に使われていると、マスコミが大々的な反添加物キャンペーンを張るようになったのは1960年代後半からだ。1975年には人気作家、有吉佐和子の反公害小説『複合汚染』（新潮文庫）がベストセラーになって、「食品添加物は危険」というイメージと「自然＝善、人工＝悪」という図式をさらに強固なものにした。

公害の記憶がよほど大きなトラウマになったためか、50年近く経ったいまでも、その図式は変わらない。化学物質はすべて有害と決めつけるジャーナリズムのバイアスもいまだに残り、時折びっくり仰天の危険報道が現れては静まることが繰り返されている。

「食品は『裏側』を見てから買いましょう」

平成時代に**反添加物キャンペーン**が大きな盛り上がりを見せたのは、2006年だった。きっかけは、その前年秋に発売された『食品の裏側』（安部司、東洋経済新報社）。帯に「知れば怖くて食べられない！」とあるように、添加物が多用される食品加工の舞台裏を明かし、消費者の恐怖を呼び起こした本である。1895年に創業した老舗出版社でもっとも売れた単行本となり、現在も版を重ねて部数は80万部を超える。現代におけるアンチ添加物のバイブルと呼んでよいだろう。

それまで添加物の危険性を告発する側は、ジャーナリストが多かった。だが、この本の著者は、100種類ほどの添加物を舌で味わい分けられ、食品メーカーから「添加物の神様」と崇められていたという食品添加物専門商社の元トップセールスマン。添加物を使う現場に身を置く当事者だったが、ある出来事で人生が変わったことが序章で語られる。

娘が3歳の誕生日、自身が開発した「ドロドロのくず肉を原料に20～30種の添加物で味と形状を整えたミートボール」を子どもたちが嬉しそうに頬張っているのを見て「食べてほしくない」と本能的に思い、翌日に会社を辞めた。その後、食品のなかでも添加物なしで製造するのはほぼ不可能とされる明太子を完全無添加で製造する仕事を手がけ、かたわら各地で講演をはじめた。この経歴だけでも、ぐっときた読者は多かったろう。

通常の添加物告発本は、個別の毒性が中心に書かれているのに対し、この本では毒性の言及は、ほぼない。「コーヒーフレッシュは植物油に水を混ぜ、添加物で白く濁らせてつくる」「明太子の原料になるタラコは色が悪く粒もなくなったような低級品が、一晩添加物の液に漬けると身が締まり、粒がしっかりして、赤ちゃんのようなつやつや肌に生まれ変わる」「スーパーの特売ハムは、豚肉のかたまりに添加物入りゼリー液を注射器で打ち込んで水増しする」「ラーメンのとんこつスープは白い粉だけでつくれてしまう」といった話の連続だ。添加物を駆使さえすれば、どんなに最低最悪の材料でも立派な加工食品に仕上がる様子が、テンポよく、おもしろおかしさを感じさせる調子で語られる。それだけに、毒性を科学的に解説されるよりずっとリアルで、恐さも倍増。私たちが普段からよく口に入れる食品が添加物マジックでできているという「真実」に、読者は戦慄させられた。

食品添加物は本来、食品の食感や風味、外観を改良し、食中毒菌の増殖やカビの発生を抑制して保存性を向上させるというベネフィットのため使用されるものだ。高度経済成長期への反省をふまえて現在、安全性については内閣府の食品安全委員会と厚生労働省が慎重に検査し、使用量は目的のための最低限、人が毎日摂取しても健康に影響を及ぼさない量よりずっと少なめに定められている。

本書は安全性と有用性についてはは否定していない。そのうえで毒性よりもっと怖いのは、添加物が子どもの味覚を破壊し、日本の食卓が壊れることであり、「食卓の乱れは家族の乱れ、家族の乱れは社会の乱れ、そして社会の乱れは国の乱れ」と話を広げ、いちばん恐いのは便利さと安さとの代償に、大切な日本の食文化が失われることだと結んでいる。

私は、安全性は信頼しながら、できるだけ添加物の少ないものを食べたいと望むニュートラルで消極的な肯定派だが、この本には科学的根拠の説明があまりにも欠けていて、結局、食品添加物のどこが悪いのか、さっぱり分からなかった。私の理解力が低いのかもしれない。だが、こうした文明批評の色彩を帯びた危険論に胸がキュンとし、共鳴する人が多いのもまた事実。著者は一躍メディアの寵児になり、添加物を糾弾する記事が多くの雑誌を飾った。気がついたら、スーパーやコンビニの棚にはパッケージに**「保存料無添加」「添加物不使用」**と書かれた食品が目立つようになっていた。

規制される食品添加物の「無添加」「不使用」表示

食品添加物の危険報道が過熱する一方で、2010年前後になると、社会に蔓延していた危険論の行きすぎを見直す報道も見られるようになった。その背景には、食料や食品分野の科学ジャーナリズムが活発に動き出したことがある。科学の専門知識が豊富なジャーナリストたちが危険論の間違いや誤解をひとつひとつ検証し、分かりやすい言葉で解説することによって、公害時代以来の「自然=善、人工=悪」の図式が揺らぎはじめた。

食品添加物は絶対反対だった生活協同組合も、使ったほうがむしろ安全な場合があることを認め、たとえばボツリヌス菌の増殖を抑える効果があることから、発色剤を用いたハム・ソーセージを販売するようになった。

もっとも問題視されたのが、添加物の**「無添加」「不使用」**をうたう表示である。科学的な根拠は記されていなくても、「食品添加物を使っていなければ安全」と感じさせる効果が絶大だからだ。食パンや菓子パンによく見られる「イーストフード・乳化剤不使用」の商品が、実はイーストフード、乳化剤と同質、同等な機能を持つ代替物質を使用して添加物表示義務を回避するなど、消費者をあざむく悪質なケースもあった。

消費者庁は添加物に対する誤認や誤解を減らすべく、2022年3月に「食品添加物の不使用表示に関するガイドライン」を発表した。食品表示法では、使用したすべての添加物を商品のパッケージに明記することを義務づけている。逆に使っていないことの表示に関してはこれまでルールはなく、「〇〇無添加」「〇〇不使用」と書くかどうかは食品会社まかせだったが、これからは規制がかかる。

今回のガイドライン策定は、無添加・不使用の強調表示が「添加物を使わない食品は安全で健康的でおいしい」、反対に「添加物は危険」というイメージに誘導することを防ぎ、何が不使用かよく分からなかったり、不使用をうたっていても実際は同じ働きをする物質を用いていたりと、あいまいで混乱していた表示を厳格化するのが目的だ。

ガイドラインでは、無添加・不使用表示を10の類型に分類している。いくつか紹介してみよう。

類型1「単なる無添加の表示」は、何が不使用なのか書かず、パッケージにただ「無添加」と大きく表示してある場合。たしかに、よくあるパターンである。

類型2「食品表示基準に規定されていない用語を使用した表示」。典型的な例は「人工甘味料不使用」や「合成保存料無添加」。「人工」「合成」「化学」の用語を使うことで、それらに悪い印象を持っている消費者に、その商品を実際より優良であると思わせる可能性がある。なお、食品添加物には化学的合成品も天然物も含まれ、表示に「天然」又はそれに類する表現の使用は認められていないし、「人工」と「合成」の使用は禁止されている。

類型4「同一機能・類似機能を持つ食品添加物を使用した食品への表示」は、前述のイーストフード・乳化剤のケース。「○○不使用」と表示しているが、実は○○と同じ機能や似た機能を持つ他の食品添加物を使用している食品への表示をいう。「保存料無添加」と表示しているおにぎりに、実は日持ち向上の目的でpH調整剤を使っていたりする。トリッキーな表示なので、規制は妥当だろう。

類型8「食品添加物の使用が予期されていない食品への表示」。たとえば、ナチュラルミネラルウォーターに「保存料不使用」と表示してある場合。すべての商品が不使用なのに、表示がない商品よりすぐれていると読み取られる可能性がある。

すべて「あるある」と思い当たるものばかりで、全体にかなり厳しいガイドラインになっている。これで無添加・不使用表示は確実に減るだろう。そして、消費者の思いこみや偏見も解きほぐされていくだろう。だが、心に根深く残る嫌悪感がはたして減るかどうかは分からない。頭では安全だと理解していても、あんまり多くの添加物が使われているとぎょっとして、買うのをやめる人は少なくない気がする。科学の恩恵を生活のあらゆる場面で享受するなかで、なぜか割り切れない。私もそのうちの一人だ。添加物は、そんな自己矛盾を突きつけてくる。今後、添加物に対する日本人の意識はどう変わっていくのだろうか。

嫌中感情をエスカレートさせた「中国毒食品」

食のグローバル化にともなって台頭したのが、**「輸入食品危険論」**である。昭和までは舶来品ならなんでもありがたがって食べた日本人だが、平成に入ると年々輸入量が増えていく外国産の食べものに対し、疑いの目を向けるようになった。くしくもカロリーベースの食料自給率がはじめて50％を割ったのは、日本がバブル景気で湧いていた平成元年の1989年である。

現在、危険な輸入食品として攻撃されるのはもっぱら**中国産**だが、最初に危険視されたのは**アメリカ産**だった。1991年、牛肉と同時にオレンジの輸入が自由化されたときは、収穫後の農作物に防虫・防菌・防かび目的で使用するポストハーベスト農薬の残留基準値がアメリカ側の希望に沿って設定され、さらにアメリカから食品を輸入しやすくするために着色料の「赤色40号」が認可された。両方とも発がん性が強く疑われる。貿易摩擦解消のために政府は国民の健康を犠牲にしたとメディアが騒ぎ立て、人々の意識の底に「外国の食べ物は危険」というイメージを植えつけた。1996年には遺伝子組み換え食品7品目の輸入がはじまり、安全性への懸念がふくらんだ。

「緩慢なる『毒』がグルメ日本人の食に押し寄せる」（『週刊宝石』1991年7月18日号）、「〝猛毒入輸入食品〟が日本人を滅ぼす」（『宝石』1992年7月号）、「遺伝子組み換え食品が食卓を変える」(『週刊金曜日』1994年5月13日号)、「バイオ食品〝遺伝子組み替え〟農産物、日本上陸の危険度」(『週刊女性』1996年6月18日号)。これら当時の雑誌の特集タイトルからは、その頃の不安な気分が伝わってくる。

2000年代になると、中国産の輸入野菜から基準値の数倍から数十倍の残留農薬が次々に検出された。なかでも冷凍ホウレンソウの残留農薬検出率が飛び抜けて高く、健康野菜としてのホウレンソウのイメージまで地に落とす事態となった。2002年、中国の国家品質検査総局が全国23都市で野菜のサンプル調査を行い、約半分から日本では禁止されている有機リン系殺虫剤メタミドホスをはじめ、安全基準を超える農薬が検出された。

以来、養殖フグのホルマリン汚染、ウナギからの合成抗菌剤マラカイトグリーン検出、カンパチとイサキの幼魚からの寄生虫検出、冷凍養殖エビからの抗生物質や大腸菌群検出などが続き、2007年にはアメリカで中国産原料のペットフードを与えられたイヌとネコが相次いで死亡したことも大々的に報じられた。

実は、厚生労働省の検査データにおける中国産食品の不合格率はベトナム、アメリカ、イタリア、タイ、オーストラリアより低い水準だった。にもかかわらず、メディアは**「中国毒食品」**探しでヒートアップし、魔女狩りのような騒ぎになった。中国産ウナギの買い控えや野菜の輸入量減少にまで発展し、中国産材料をすべて排除した「チャイナフリー」の給食を実施する自治体も現れたほどだ。

チャイナフリー給食の発端は、横浜市教育委員会が独自検査で乾燥キクラゲからフェンプロパトリンが検出されたと発表したことだった。頭痛やけいれん、嘔吐などを引き起こすことがある殺虫剤である。ただし、検出されたのは体重50キロの人がこのキクラゲを毎日65キロ食べても健康に害がないという超微量。それなのに、ヒステリックな排斥運動が起こったのは、健康被害のリスクと基準値について科学的知識が欠如していたことがひとつ。それ以上に大きかったのは、中国毒食品騒ぎが引き金になって、それまで抑えていた嫌中感情が一気に噴出したためではなかっただろうか。

とどめの一発が、**中国製冷凍ギョーザ中毒事件**だ。2007年12月から2008年1月にかけて、千葉県と兵庫県の10人が中毒症状を訴え、うち9人が入院。ギョーザとパッケージから殺虫剤メタミドホスが検出された事件である。症状が重篤だったことから、「やっぱり中国産は危険だ」「恐れていたことが起こってしまった」と危険報道は猖獗《しょうけつ》を極め、嫌中感情をさらに激しく煽った。

その後、2014年に日本マクドナルドが上海の食品会社から輸入した使用期限切れ鶏肉を使っていたことが発覚し、危険報道が再燃したりと、中国毒食品はメディアの定番人気ネタになり、消費者の中国嫌いは続いている。

「毒」とまで呼ばれたのは、本当に毒を持つ動植物以外では、これまで中国食品しか思い当たらない。しかし、厚労省の「令和3年輸入食品監視統計」で輸入食品の届出件数を見ると、中国からが全体の36・4%を占めて段違いの1位。2位のアメリカの8・4%に大きく水をあけている。もはや日本の食は中国産食品なしでは成り立たないのが現実で、「中国毒食品」で亡くなった日本人はいまだかつて1人もいない。

「オイル論争」マーガリンが健康な油から悪い油に

この6、7年、ケーキやビスケットからドリンク類まで、**バター**のブームが続いている。ブームの仕掛け役のひとつが、2015年刊行の『シリコンバレー式 自分を変える最強の食事』(ダイヤモンド社)。原題を訳すと『完全無欠のダイエット：1日最大1ポンド減量してエネルギーと集中力を取り戻し、あなたの人生をアップグレードする』。シリコンバレーで成功したIT起業家のデイヴ・アスプリーが最新のエビデンス、科学的根拠の高い栄養学の理論を徹底的に研究して編み出した、痩せるだけでなくエネルギーと快復力が向上し、頭がよくなって人生の勝ち組になれるというふれこみの翻訳ダイエット本である。

この本でもっともユニークなのは、1日に摂取する総カロリーの50~70%を「正しい種類の脂肪」で摂るよう提唱していることだ。日本の厚労省が推奨する20~30%の2倍以上だから驚くべき割合である。

正しい種類の脂肪とは**「飽和脂肪酸」**、とくに強く推奨されるのがバターである。なかでも「グラスフェッド(牧草飼育牛)」のミルクから製造されたバターを理想的とし、コーヒーに溶かして飲むよう勧めていることにも驚いた。日本人には突飛すぎる方法だと思ったが、バターコーヒーは予想外にも注目を集めてカップ入りのチルド製品がコンビニに登場し、グラスフェッドの輸入バターまでが高級スーパーで販売されるようになった。あらためて、健康本の影響力が強いことを感じさせる出来事だった。

飽和脂肪酸はバターやラードなど動物性脂肪に多く含まれ、摂りすぎると血中のコレステロールを増やし、心臓病の原因になるとされていた。日本では生活習慣病の発症予防と重症化予防のため、「日本人の食事摂取基準2020年版」では総エネルギー量の7％以下に抑えるという目標量が設定された。が、国際的に従来の定説はくつがえされつつある。

なお、健康のためにバターを避け、パンにマーガリンを塗っていた人にはショックな話だが、マーガリンに含まれる**トランス脂肪酸**はもっとも有害な脂肪で、飽和脂肪酸よりコレステロールを大きく上昇させ、心臓病や肥満の原因になることが明らかになった。2018年、米FDA（アメリカ食品医薬品局）は、トランス脂肪酸の使用を原則的に禁止した。日本では1日1人当たりの平均的な摂取量が世界保健機関（WHO）の定める基準以下であることから、いまのところ規制はないが、できるだけ低く留めることが望ましいとされている。

そもそも、油脂自体が健康の敵ではなくなりつつある。これまでは油脂を控えると動脈硬化が予防できると考えられてきたが、実は両者の関連を認めた臨床試験結果はなく、食事からのコレステロール摂取量を減らすことで、血中のコレステロール値が低下するという明確な証拠はないという。

2015年、アメリカ政府の食生活ガイドライン諮問委員会が、「コレステロールの摂取制限は必要ない」と発表。日本でも5年ごとに改訂する「日本人の食事摂取基準2015年版」で、食事でのコレステロール摂取制限が撤廃された。厚労省はその理由を「コレステロール摂取量の上限値を算定するのに、十分な科学的根拠が得られなかった」と説明している。「体に悪いと信じ込まされていたのに、いまさら何をいうのか」と怒りたくなった人は多いだろう。ところが、「日本人の食事摂取基準2020年版」では、生活習慣病である脂質異常症の重症化予防の目的から摂取量の上限が新たに記載された。いったい何が正しいのか、混乱してしまう。

実は脂肪が体に悪いと考えられるまでには、長期間の論争があった。

1955年、当時のアメリカ大統領アイゼンハワーが心臓発作で倒れて、心臓病に対する関心が急激に高まった。そのとき心臓病の原因をアメリカの生理学者アンセル・キース博士は「脂肪」、イギリスの生理学者ジョン・ユドキン博士は「砂糖」とする説を唱えた。

その後の20年間、2つの主張の対立が続いたが、1970年代にキース博士側が勝利して悪者は脂肪と決まり、砂糖は無罪になった。

ここから、**ローファット**（低脂肪）のブームがはじまった。食品業界は健康食品を売るために商品の脂肪削減に力を入れたが、脂肪を減らすとカロリー不足で物足りなくなり、風味も劣ってしまうため、脂肪が砂糖と精製された炭水化物に置き換えられることになった。日本もその影響を受け、脂肪が悪者になったのは周知の通りである。

その結果、何が起こったかというと、**肥満**と**糖尿病**の蔓延である。

アメリカに比べて日本の肥満問題は深刻ではないが、糖尿病に関してはかなり深刻だ。2019年の「国民健康・栄養調査」によると、20歳以上で糖尿病が強く疑われる者の割合は男性が19・7%、女性は10・8%に上った。40歳以上に限定すると、3人に1人が血糖値に問題を抱えている。

そんな情勢のなか、「脂肪が悪いという証拠はない」という主張が優勢になっているが、最終的な決着はまだついていない。この論争は今後も続くだろう。

2014年6月17日号の米タイム誌は「この40年あまりの食事指導は誤りであった」という特集記事を掲載した。題して「Eat Butter(バターを食べなさい)」。副題は「科学者は脂質を敵と見なした。彼らはなぜ間違えたのか?」だった。

オイル論争が教えてくれるのは、定説が180度変わって体にいい食べ物がある日突然悪い食べ物に変わり、その逆もありえるということである。

第2章

こんなもの、はやりました。
～健康食品流行クロニクル

平成の30年間には、
世の中が健康情報で溢れかえっていた。
一呼吸おいて考えれば
「本当に効果があるのか」と
冷静になれそうなものだが、
不況の時代に人々の健康不安も
ふくらんでいたのかもしれない。
無数の健康食品が流行しては消え、を繰り返した。
食べ物は医薬品ではないのだから、
病気を治すような力がないのは当然だが、
人はつい、食べ物に期待しすぎてしまう。
それこそが最大の問題なのである。

病的なまでの健康ブームが続いた平成時代

雑誌専門図書館の「大宅壮一文庫」では、雑誌記事を件名で検索ができる。明治時代から現在まで発行された雑誌から、検索できる記事は585万件（2022年4月現在、年間11万件ずつ増加）と膨大。たとえば件名「マスク」で引くと、2020年1月までの記事は合計で147件だけだが、新型コロナウイルス感染症の流行がはじまった2020年2月～2022年8月は173件にも上り、マスクが急に注目を集めたことが分かる。知識や情報を得る場がインターネット中心になった今日でも、紙の雑誌の記事数は、そのとき何が話題になっていたかを知るのに格好の材料になる。

「食品による健康法」という件名で検索してみると、1970年代は10年間で175件だったのに対し、1980年代は566件と3倍以上に増加。昭和最後の1988年にははじめて1年間で3桁の105件に達し、平成時代に入るとさらに数を増やしていった。平成元年の1989年から今日まで、件数の推移は次のとおりである（58ページ図参照）。

1994年のように前年から突如として倍増するのは、何かしら健康食品の大ブームがあった年。とくに平成10年代の多さは目を見張るばかりだ。平成という時代は、テレビ、雑誌、本、どれを見ても健康特集やダイエット特集がない日や号がなく、世の中は健康情報で溢れかえっていた。「健康になれるなら死んでもいい」と揶揄されるくらい病的な健

「食品による健康法」に関連する雑誌記事の件数

1989年（平成元年）	113件
1990年（平成２年）	148件
1991年（平成３年）	126件
1992年（平成４年）	100件
1993年（平成５年）	92件
1994年（平成６年）	217件
1995年（平成７年）	125件
1996年（平成８年）	122件
1997年（平成９年）	130件
1998年（平成10年）	165件
1999年（平成11年）	225件
2000年（平成12年）	243件
2001年（平成13年）	331件
2002年（平成14年）	453件
2003年（平成15年）	522件
2004年（平成16年）	507件
2005年（平成17年）	504件
2006年（平成18年）	430件
2007年（平成19年）	310件
2008年（平成20年）	270件
2009年（平成21年）	234件
2010年（平成22年）	183件
2011年（平成23年）	207件
2012年（平成24年）	284件
2013年（平成25年）	313件
2014年（平成26年）	252件
2015年（平成27年）	312件
2016年（平成28年）	232件
2017年（平成29年）	209件
2018年（平成30年）	220件
2019年（令和元年）	228件
2020年（令和２年）	199件
2021年（令和３年）	180件
2022年（令和４年）	179件

1980年代の合計：566件

1990年代の合計：1450件

2000年代の合計：3804件

2010年代の合計：2440件

（出所）大宅壮一文庫にて著者調査・作成

康ブームが吹き荒れ、健康が巨大ビジネスに成長した時代である。平成に流行した健康食品、健康法をふり返り、どうしてあれほどまで過剰に健康志向が高まったのかを探ってみたいと思う。

平成不況とはびこるフードファディズム

日本の戦後は、栄養失調や餓死者が続出する食料難からのスタートだった。戦勝国からの援助物資だった小麦粉やトウモロコシ粉などの粉類、サツマイモやジャガイモなどの代用食でしのぐ欠乏の時期は長く続き、やっと食料の需給が安定してくるのは1950年からだ。この年に勃発した朝鮮戦争の特需で、急に景気がよくなったのである。そのまま高度経済成長期に突入し、西ドイツを抜き、アメリカに次ぐ国民総生産世界第2位の経済大国になったのは1968年。経済成長と並行し、日本人の栄養状態も右肩上がりで順調に改善していった。

それまでは「いかにして十分な栄養を摂るか」が課題だった食生活から「いかにして体にいい栄養を摂るか」にシフトをはじめたのは、平均寿命が男女とも70歳を超えた1970年代である。1985年には厚生省（当時）が**「健康づくりのための食生活指針」**を発表し、栄養素をたくさん摂ることから、食べすぎに気をつけ、適正な食生活の実践によって成人病の予防をすることへと、国の栄養政策を方向転換した。

だが、好景気の1980年代は日本全体がグルメブームに湧いていて、食べるなといわれても、食べまくった「飽食の時代」。流行したのは**「ポカリスエット」**や**「カロリーメイト」**など、それを食べること自体がおしゃれな行為とみなされる新型の健康食品だったし、話題を集めたダイエット法は「りんごダイエット」「ゆで卵ダイエット」「月見草ダイエット」といった、名前を聞くだけでくすっと笑ってしまう、いまひとつ真剣味のないものばかりだった。

ところが**バブルが崩壊**した1990年代前半から、潮目が変わった。その後「失われた30年」と呼ばれるようになった長期にわたる経済停滞への不安感が、人々の健康不安をふくらませていったのかもしれない。食生活における健康の優先順位が目に見えて上がり、無数の健康食品が次々に現れては消えることを繰り返すようになった。

特定の食べ物を、あたかも万能薬のように祭り上げたり、あるいは反対に毒物のように排斥したりすることを**「フードファディズム」**という。この考え方を日本に紹介した研究者の高橋久仁子は、フードファディズムには以下の3タイプがあるとしている。

①健康への好影響をうたう食品の爆発的流行

それさえ食べれば（飲めば）万病が治る、あるいは短期間で痩せられると吹聴する食品が大流行する。

②食品・食品成分の〝薬効〟の強調

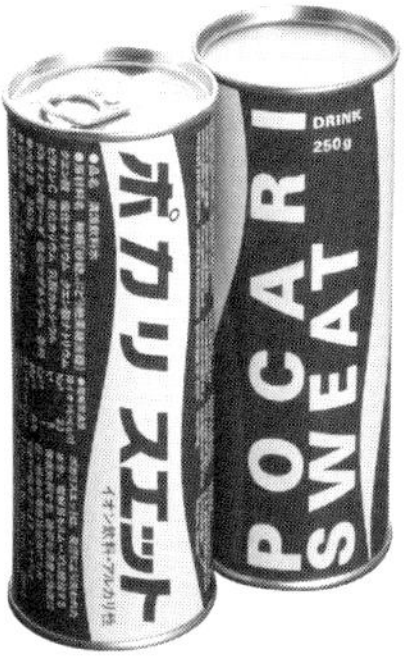

発売当時のポカリスエット

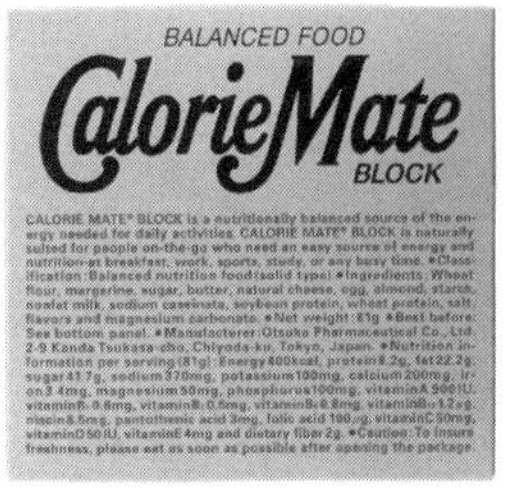

発売当時のカロリーメイト

どんなに体にいい成分でも、ほんの少しでは効果は期待できないが、量には言及せずに「○○に効く」と主張する。

③食品に対する期待や不安の扇動

ある食品を悪いと決めつけたり、体によいと推奨したりすること。通常の食事はよくないと決めつけ、特殊な食事法を推奨することも含まれる。

また、健康食や健康法の流行には、いくつかの典型的なパターンが見られる。

1つめは、民間療法的なものが発見、または再評価されて流行するパターンである。2つめはある栄養素や成分に、新たにめざましい効果が発見されたと宣伝され、注目を浴びるパターン。一応、科学的根拠にもとづいているように説明されるが、疑似科学である場合も多い。3つめが、従来からある食品が突如として「がんが治る」などと、奇跡の健康食品扱いされるパターンである。

①と民間療法の典型で、健康食品の流行史上最大級のヒットが**「紅茶キノコ」**である。きっかけは『紅茶キノコ健康法』(地産出版)、表向きの著者は元読売新聞編集局長夫人の70代女性だったが、実際に書いたのは元読売新聞社会部長の小川清というジャーナリストだったことが、のちに本人の告白で明らかになった。「ソ連バイカル湖畔の長寿村で何代となく愛用されてきた健康食品」というふれこみで、白いぶよぶよしたゲル状の種菌を薄甘くした紅茶に入れて1、2週間培養し、その上澄みを飲む。どんな難病も治る奇跡の万

能薬とうたわれ、1975年に全国で異常なブームが吹き荒れた。

紅茶キノコの愛飲者には当時の有力政治家や実業家、文壇を代表する大御所作家や著名な評論家がたくさんいて、彼らは口々に「血圧が下がった」「コレステロール値が正常になった」「胆囊炎を克服した」などと、奇跡的な効能をメディアで熱く語った。後年、酢酸菌や酵母菌、乳酸菌、その他の雑菌の混合だったことが判明した紅茶キノコにそんな効力があったはずはないが、こと健康がからむと、どれほど高い知性と教養の持ち主でもなぜかころりと信じ込み、その魔力にはまってしまいがちだ。超自然的で非合理なトンデモ健康食品がはびこる出発点になったのが、この紅茶キノコだった。

民間療法から出現したドリンクタイプの健康食品たち

社会現象級のブームになった紅茶キノコが、名前はキノコでも飲むものだったように、日本人はドリンクタイプの健康食品が大好きだ。お茶は奈良〜平安時代に中国から伝来した当初、薬として珍重されたし、「養命酒」や「陶陶酒」といった薬用酒には数百年もの歴史がある。1980年代にウーロン茶がブームになったのも「脂肪を分解する」という効能からで、以来、杜仲茶、プーアル茶、マテ茶など数々の健康茶が海外から到来した。なかには「減肥茶」という名の、そのものズバリのダイエット茶もあった。

現在、ウーロン茶に次いで広く普及しているのは、**ルイボス茶**である。南アフリカ共和国南部、セダーバーグ地方で栽培されるマメ科の植物の葉を発酵、天日で乾燥させたものだ。「この地の先住民が不老長寿の飲み物として古くから愛用してきた」といういわれを持ち、生活習慣病や老化の原因になる活性酸素を除去する抗酸化作用があるとされ、人気に火がついた。20年前はほとんど知られていなかったルイボス茶だが、現在、日本はドイツに次ぐ世界第2位の輸入国になっている。

市場規模が1000億円を超える健康食品の手堅い定番が、**「青汁」**である。広く一般に知られるようになるきっかけは、1990年から放映された「まずい、もう1杯！」のテレビCMだった。いまは粉末を水で溶くタイプが主流で、まろやかな風味の大麦若葉などが原料に使われて苦い青汁は珍しくなったが、当時は強い苦みが特徴のケール生葉をただ搾っただけだったので、本当に苦かった。青汁というストレートな名前がいかにも効きそうだったのと、「良薬口に苦し」の言い習わし通り、何より強烈に苦いのが受けたのである。

実はこのときは青汁の第2次ブームで、戦後まもなく青汁を創案した医師、遠藤仁郎の啓蒙書『青汁の効用』（主婦の友社）がベストセラーになった1961年前後に第1次ブームが起こっている。その後、長らく忘れ去られていた青汁を甦らせたのが「まずい、もう1杯！」の名コピー。1990年は**バブル景気**の真っ盛りで、ティラミスの爆発的ブームが起こった年である。そんな華やいだ時期だから逆に、いかにも泥臭いイメージの青汁が新鮮で、大受けしたのだった。

大宅壮一文庫で「食品による健康法」による検索数が前の年から倍増した1994年は、**「野菜スープ」**と**「ヨーグルトきのこ」**、2大ヒット作が生まれた年。両方ともドリンクタイプの健康食品だった。

バブル崩壊からまもない1994年、すでに異常な健康ブームが広がっていた。「いま話題の『健康法』は効きますか?」(『潮』1994年7月号)は、「健康ブームが相変わらず続いている。テレビの昼のワイドショーでは毎日、酢がいいだの、梅干しの不思議な力だの、お茶がいいの、サラダがいいのとやっている。先日は、なんと『ラーメンは老化防止と成人病予防に効果大……』とやっていた」「町の図書館には、どこでも健康食品やさまざまな健康法の本が本棚一杯溢れている。一億、総健康ノイローゼといった感じである」と嘆息をもらし、世に氾濫する健康法の虚実を問うている。ついこのあいだまで、イタ飯やティラミスに盛り上がっていた日本人、その意識変化の早さには驚くほかない。

藁をもつかむ人をあざむいた「ヨーグルトきのこ」と「野菜スープ」

名前からしてあやしいヨーグルトきのこ、紅茶キノコの再来かと思ったらそのとおりで、第2の紅茶キノコになるべく健康雑誌によって仕掛けられたブームだった。

その正体は**「ケフィア」**という名の発酵乳飲料である。乳酸発酵だけで作られるヨーグルトとは異なり、乳酸菌と酵母菌が共生して発酵するのが特徴で、かなり酸っぱい。日本にはじめて紹介されたのは明治時代と古く、「滋養霊品ケフヒール」の名で商品化もされていた。「カルピス」も広い意味ではケフィアの一種だという。1980年代に再評価の動きが起こって研究書が出版され、1990年には日本コカ・コーラがケフィアエキスを含有した健康飲料「ケフラン」を発売した。

ところがこの「ケフラン」、まったく話題にならず、すぐに販売中止になってしまった。それに目をつけて拾い上げたのが、くだんの健康雑誌。「長寿地域として世界的に有名な旧ソ連のコーカサス地方が発祥の地」「トルコ系回教徒は古くからケフィア粒を〝予言者の黍《きび》〟と呼ぶ」「最初のケフィア粒はアッラーの神がもたらした」などと、どこかで聞いたことがあるようなふれこみをつけ、牛乳に種菌のケフィア粒を混ぜて約1日培養すれば、どんどん増えて万病に効くスーパーヨーグルトができると喧伝した。

あざといというべきか賢いというべきか、特筆すべきはすでに健康食品として認められていたケフィアに、謎めいた名前をつけて売り出したことだ。効能も「がんが消える、再発を防ぐ」「あきらめていた持病がみるみる治る」と大きく出た。案の定、種菌を奪い合う騒ぎが起こったが、一度や二度は種継ぎしても、発酵食品をずっと作り続けるには根気がいる。あきられたのか、気がついたらブームは終わっていた。紅茶キノコと違って牛乳は雑菌やカビが混入して繁殖すると、健康食品どころか危険な食品と化す可能性が大きい。

事故が起きる前にすたれたのは幸いだったが、深刻な病気に冒されて藁にもすがる思いで試した人々をあざむいた罪は重い。

野菜スープも、典型的なフードファディズム事件だった。大根、大根の葉、ゴボウ、ニンジン、干し椎茸を材料の3倍量の水で1時間コトコト煮込み、その煮汁を冷やしてお茶がわりに飲む。たったこれだけで、糖尿病、前立腺肥大、肝臓病、高血圧、心筋梗塞、十二指腸潰瘍《かいよう》、アトピー、便秘、ニキビ、生理痛、口内炎、肌のしみ、痛風……ありとあらゆる病気が治るというものだ。

こんなスープで万病解決なんて、ありえない。だれもが気づきそうなものだが、なんと永田町の大物政治家が信奉、実践していたからいけなかった。「ミッチー」の愛称で親しまれ、大臣を歴任した自民党の渡辺美智雄である。2年前の手術から長引いた不調が「毎日、野菜スープを飲んでいるおかげで元気になった」と、1994年4月に出演したテレビ番組で語ったのである。たしかに、痩せ衰えていた体が、見違えるような健康体になっていた。直後から週刊誌がいっせいに特集を組み、渡辺にすすめられて飲む議員が急増しているとの噂も広がり、信憑性を高めてしまった。

健康食品や健康法を売りつける悪質なやり方に**「バイブル商法」**がある。その効能や体験談をうたった**「バイブル本」**を出し、実質的にはその本を広告媒体として読者を購入へ誘導する。巻末やしおりには、販売会社や薬局、医療機関の連絡先が記載されているのが目印だ。いわゆる健康食品は医薬品ではないので、効能をうたうことは薬事法（当時）で禁止されているため、表現の自由を盾に、出版物の形をとって巧妙に効能を宣伝するというものだ。

野菜スープの場合は自作できるので商品販売はなかったものの、バイブル本の内容が過激だった。1994年3月発売の『「元祖」野菜スープ健康法―ガン細胞も3日で消えた!?』（立石和、徳間書店）には、「スープは人体に入ると30種類以上の抗生物質を作る」「末期ガンが99％治る」「飲みだしてわずか3時間後にはガン細胞を身動き取れなくし、3日間で完全に止まり、機能回復まで3カ月」「尿と野菜スープを混ぜて飲むと、ガンとエイズの特効薬になる。その際、抗ガン剤などの投与をしてはいけない」……と、中身は超がつくトンデモ話のオンパレード。それでも発売3カ月で28万部発行のベストセラーになったのだから、まさに健康ノイローゼが理性を吹っ飛ばしたことになる。

ところが、野菜スープの教祖扱いされていた著者が、6月に無免許診療行為と医薬品販売の医師法・薬事法違反で逮捕されてしまった。手の甲や膝頭にさわるだけで病名を診断し、著書と生薬を販売していたらしい。被害者は数千人、被害総額約1億円といわれた。

さすがに飛ぶように売れていたバイブル本の勢いが急落し、ブームも泡と消え去ったのはいうまでもない。渡辺美智雄は被害者の1人だったにもかかわらず、広告塔になったことが批判の的にされてしまった。そして翌年には膵臓がんで亡くなった。まったく気の毒なことである。これだけの社会的事件として世間の耳目を集めたのだから、バカバカしい健康法にたやすく乗って踊らされたことに、みな真剣に反省すべきだった。ところが、その後も状況は変わらず、エスカレートしていったのである。

テレビから生まれた健康食品たち

NHKの『あさイチ』で俳優・モデルの冨永愛が通常の麺のかわりに豆腐干（豆腐を圧縮・脱水したもので、高たんぱく質、低脂質）で作った焼きそばを紹介すると、ダイエット食材としての注目度が俄然上がったりと、今日でもテレビが発信する健康情報の反響は大きいが、**平成時代の「健康バラエティー番組」**の影響力はいまの比ではなかった。

健康バラエティー番組とは私の命名で、健康が主要な話題を占めるバラエティー番組のこと。数あるなかで**『午後は○○おもいッきりテレビ』**（日本テレビ系列、以下『おもいッきり』）、**『発掘！あるある大事典』**（関西テレビ・日本テレビ系列、以下『あるある』）、**『ためしてガッテン』**（NHK、以下『ガッテン』）が御三家だった。日替わりで健康食品や健康法を送り出して平成の健康ブームを盛り上げ、忘れられない数々のフードファディズム事例を残したのは、もっぱらこれらの健康バラエティー番組である。

テレビが取り上げたのは、けっして特殊で高価な健康食品ではない。医師などの「専門家」をゲストに呼び、万人向けでだれもが手が届く庶民的な食べ物に「実は、こんなにすごい働きがあるんですよ！」と、驚異の健康効果を発表するパターンが多かった。とくに『おもいッきり』は正午にスタートする2時間番組だったので、司会のみのもんたが絶妙の話術で紹介した食品が、早くもその日の夕方に売り切れ続出という珍現象が全国各地で起こった。

おもだったテレビ発の健康食品ブームを時系列で紹介してみよう。

1995年12月4日の『おもいッきり』が、**ココア**に含まれる「カカオマスポリフェノール」の抗酸化作用はコレステロールによる血管の詰まりを防ぎ、成人病を予防すると説く「ココアで健康、長寿」を放映。その日のうちに小売店の棚からココアが消え、半年ほど品薄状態が続いた。ココアの食物繊維の多さに注目し、1日3食のうち2食を置き換える「きなこココアダイエット」なるものも流行。なお、きなこも同年に単独で特集され、牛乳に溶かした「きなこドリンク」がダイエット食としてブームになっている。

実はちょうどこの頃、チョコレート・ココア業界は消費拡大を狙っていた時期で、カカオマスポリフェノールの健康効果はもともと業界主催のシンポジウムで発表された研究報告だった。まず健康雑誌や女性誌にタイアップ記事が掲載され、それを『おもいッきり』が大きく取り上げ、ブームに火がついた。これが、現在も続く**「高カカオチョコレート」**ブームの発端である。

1996年、『ガッテン』が**「黒酢」**を特集し、血液の流れをよくし、脂肪燃焼効果が期待できると解説。翌1997年発売の「はちみつ黒酢ダイエット」（タマノイ酢）が大ヒット商品になり、果汁や糖分を加えたジュース感覚の「飲む酢」が普及した。

1997年、『あるある』が、**「赤ワイン」**に豊富に含まれる抗酸化物質のポリフェノールには、動脈硬化の予防作用があると放映。日本では赤ワインより白ワインのほうが好まれて消費量も多かったが、この年を境に逆転した。健康情報には、長年の嗜好を変える力があることを証明した事例。以来、赤ワインの優勢は変わらない。

1998年、『あるある』が、**「ごま」**に含まれるポリフェノールの一種、セサミンには抗酸化作用があると紹介。爆発的な売れ行きを見せるようになった。

1999年、『ガッテン』が血液をサラサラにする**「タマネギ万能ドレッシング」**の作り方を放映後、NHKの単独番組としては史上最高の1万5000件以上もの反響が寄せられた。なお**「血液サラサラ」**は『ガッテン』が頻繁に取り上げ、はやらせた表現である。

『あるある』は1999年と2003年の2回**「発酵ウコン」**を特集し、肝機能向上とアルコール分解の効果があり、二日酔いを防ぐと解説。沖縄産の発酵ウコン茶に注文が殺到した。その後、ウコンエキス入りのドリンクやサプリメントが発売され、いまも飲酒の前後によく飲まれている。

何度も出てくる**「抗酸化作用」**とは、動脈硬化やがんなどの生活習慣病、皮膚のしわ、白内障、認知症、関節炎などあらゆる老化現象の一因になる「活性酸素」を抑制したり、除去したりする働きのことである。1990年代に入ってからその重要性が本格的に解明され、緑茶に「カテキン」、大豆に「イソフラボン」、ブルーベリーに「アントシアニン」……と、私たちが日常的に食べている多くの食べ物に抗酸化物質が含まれることが分かり、健康ブームを加速させる大きな引き金になった。

以上は、当時の流行のほんの一例にすぎない。実際には1990年代に病人が増えてはおらず、平均寿命は順調に伸びていた。だが、健康のことばかり始終聞かされていると不安な気持ちがどんどん増幅され、元気な人が自分を半健康だと思い込み、少し不調であっても病院にまでは行く必要がない人を半病人にさせてしまう。一種のマインドコントロールのようなものだ。カルト宗教にはまるように、メディアと食品企業が作り上げた健康ブームに日本全体が包まれていった。

死亡事故や捏造事件……信用できない健康食品

こうして連日、各局の健康バラエティー番組が湯水のように健康情報をたれ流すうちに、番組の粗製濫造が原因のフェイク情報が増えていった。理屈を無理矢理こじつけたり、裏を取らずに論文を使ったりと、視聴率競争を勝ち抜くためにはモラルとエビデンスをかなぐり捨てた番組制作の裏舞台が透けてくる。

2000年、『おもいッきり』が果物の**「ザクロ」**には女性ホルモンの一種で女性の生理機能や妊娠機能に働きかけるエストロゲンが含まれ、ホルモンバランスを整えて生理不順、更年期障害などに効くと紹介し、大きな話題になったが、国民生活センターの分析ではエストロゲンは検出されなかった。

2004年には『あるある』が**「豆乳」**に含まれる大豆ペプチドで基礎代謝がアップし、さらに大豆サポニンが脂肪や糖質の吸収をシャットアウトして美しく痩せる、便秘解消効果もあると紹介した。ところが、そのあと『ガッテン』が「豆乳の噂について検証する」という特集を組み、全面否定するという異例の事態になった。

同じ2004年、ついに死亡事故を引き起こしたのが『あるある』の**「にがりダイエット」**。「豆腐を凝固させるのに使うにがり（主成分は塩化マグネシウム）の水溶液を飲むという奇妙なダイエット法である。脂肪と糖分を吸収しにくくし、便を軟らかくして便秘を改善する結果、短期間で痩せられるというものだ。だが、にがりを大量に摂ると便秘改善どころか下痢を起こし、摂った栄養がそのまま吸収されず排出され、過剰摂取の場合は高マグネシウム血症を発症して心肺停止の危険性もあることが分かった。実際に、間違ってにがり原液を飲んだ女性が死亡するという事故が起こり、国立健康・栄養研究所が緊急警告を発した。

2005年2月に『ガッテン』で、6月に『あるある』で**「寒天ダイエット」**が特集されてブームに火がつき、一時は小売店の店頭から消えた。おかげで寒天原料のテングサが不足して値段が高騰した。そのため安価な韓国産寒天が大量に輸入されて国内メーカーが打撃を受け、廃業に追い込まれたケースもあったという。

きわめつけのフェイク情報が、２００７年1月に放映された『あるある』の**「納豆ダイエット」**である。納豆をよく混ぜて20分放置してから朝晩1パックずつ食べるだけで、みるみる痩せると日米の学者が提唱し、男女8人の被験者が普段の食事量を変えずに納豆を2週間食べ続けた結果、全員の体重が減少し、うち中性脂肪が高かった2人が完全な正常値になった実験結果も紹介された。翌日から全国で納豆が品切れ状態になり、生産が追いつかなくなった大手メーカーが新聞にお詫び広告まで出した。が、2週間も経たないうちに番組の内容はすべて捏造だったことが『週刊朝日』のスクープで発覚。番組は打ち切りとなり、テレビの放送倫理が問われる社会問題になった。

あまりにも臆面がないでっち上げには唖然としたが、幸い納豆を食べすぎたところで健康被害は起こらないだろうし、財布にも負担はかからず、納豆が体にいいこと自体は間違いではない。納豆だけに、ちょっと笑えたのもたしかである。この事件をきっかけに、健康バラエティー番組が扱うデータや研究論文の不確かさ、あやしさが露呈し、それまでの健康情報を検証する動きにつながったのは歓迎すべきことだった。

ところが、日本人は懲りることを知らない。２００８年、またもやあやしいダイエット法が出現し、短期間だが空前のブームになったのである。朝食にバナナを食べたいだけ食べ、一緒に常温の水を飲むだけで痩せられるという**「朝バナナダイエット」**である。TBS系の『ドリーム・プレス社スペシャル』で歌手の森公美子が1カ月で7キロ痩せたことが紹介されるや、全国各地のスーパーでバナナの品薄が続いた。

バナナ1本は約90キロカロリー、水はカロリーゼロ。2本食べても200キロカロリー以下だから、たしかにパンやご飯の朝食を食べるよりも1日の総摂取カロリーは抑えられる。だが、バナナだけでは栄養バランスが悪いし、糖質が高いから何本も食べたら痩せないのは明らかだろう。あまりにも非科学的で、突っ込みどころ満載のダイエット法だった。納豆ダイエット捏造事件のあとだっただけに、週刊誌などでいっせいに批判され、あっけなくブームは終焉。テレビ局もさすがに自戒したのか、それ以降フードファディズム事例は減少していった。

超高齢社会の縮図、アンチエイジングの一大ブーム

いつまでも若々しく、健康なままでいたい。不老長寿は、古来から人類の見果てぬ夢だった。老化のメカニズムが科学的に解明されるにつれ、不老長寿を現実にする研究が本格化し、21世紀になると健康食品の世界では**「アンチエイジング」**が最注目のキーワードになった。日本語に訳すと「抗加齢」、加齢に抵抗するという意味である。

抗酸化作用を持つ食品が脚光を浴びたのも、活性酸素が体を老化に導く因子であること

が分かってきたからだ。アンチエイジングでは、老化を**「体の錆び」**にたとえることが多い。活性酸素を減らし、体を錆びさせないのが、抗酸化物質というわけだ。私たちは自前の抗酸化物質を体内に持っているが、その生成量は20歳前後がピークで、加齢とともに減っていく。抗加齢ドックでは、体内の活性酸素と抗酸化物質を測定する検査もある。

日本は2023年現在、国民10人のうち約3人が65歳以上、総人口に75歳以上が占める割合が15%を超えるという、高齢者率が世界一高い国である。年をとっても介護を必要とせず元気に暮らせる期間を伸ばすことは、シニア世代にとって差し迫った問題だ。しかも、現代は老いを嫌い、男女ともに「若見え」を好む社会。健康食品だけでなく、しみやしわ対策の化粧品、育毛剤などのヘアケア商品、フィットネスなどを含め、アンチエイジングは2兆円を超える巨大市場を形成している。

2001年に20名で発足した日本抗加齢医学会は、20年で会員数を約9000人に増やした。抗加齢の専門医がそれだけ求められているわけだが、なかでも〝アンチエイジングのカリスマ〟としてメディア露出が突出しているのが白澤卓二医師である。著書は300冊、累計販売部数は500万部を超える。食事に関する著述も多く、2010年代から現在まで、健康食品のはやりすたりに大きな影響を与えてきた。

「長寿遺伝子は食べすぎていると活発に動かず、活性化するのは腹7分目」「過剰な糖質と小麦グルテンをやめてケトン体回路を発動させると、強い体と冴えた頭になる」「サバは血液の流れをスムーズにするＥＰＡが豊富。ＥＰＡを摂るとＧＬＰ−１という消化管ホルモンが増加し、『食欲をコントロールする』『血糖値の上昇を緩やかにする』『血糖値を安定させる』という３つの効果を同時に期待できる」「塩麹には腸で分解・吸収されないたんぱく質のレジスタントプロテインが豊富に存在し、腸内で食品添加物やダイオキシンなどの有害物質を吸着・排出するのでデトックス効果が抜群」。以上は、白澤医師がこれまで雑誌などで提唱したアンチエイジング法の一部である。聞き慣れない単語がたくさん出てきて分かったようで、いまひとつよく分からない。そんな向きも多いのではないかと思うが、医学用語の多用で効きそうに感じてしまう。

健康バラエティー番組にあまりにもトンデモが多かったことへの反省だろう、２０１０年代からは医者の提唱する**「科学的根拠」のある健康食品**がブームの中心を担うようになり、並行して病的な健康ブームは潮が引くように沈静化していった。だが、その科学的根拠もひとつひとつ出典や臨床実験のデータが示されているわけではなく、かりに示されていても質の良し悪しは読み取れず、素人には真偽の判断がつかない。医者がそういっている、という権威に頼るしかないが、医者によっては正反対のことをいっていたりする。「いったい何を信じればよいのか？」と戸惑うことも少なくない。

健康ブームがおさまったのは、ひとつはテレビや雑誌の影響力が相対的に低下し、インターネットで情報を得るようになったからかもしれない。インターネットでは自分の興味のあることしかアクセスしないから、知っている人はやたらと深掘りして詳しく、知らない人はまったく知らない。流行のかたちが変化して局所的になり、以前のように右向け右の大ブームは起こりづらくなった。

しかし、インターネットに流れる健康情報は事実とフェイクの坩堝《るつぼ》で、真偽を確かめるのはもっと難しくなった。インスタグラムやラインなどのSNSには、普通の投稿のように見えても実はインフルエンサーを使って購買に誘導する商品PRも多いので、体験談や褒め言葉をうのみにするのは危険。「いったい、どれを信じればよいのか？」だが、それが現状である。いかにも効きそうに書かれているものほど、眉につばをつけて読んだほうがよいだろう。

迷ったときは、国立健康・栄養研究所が運営している **『健康食品』の安全性・有効性情報」** というサイトが役に立つ。信頼できる学術論文などの研究報告を掲載するデータベースである。たとえば、認知症予防の効果があると医師たちにイチ押しされているココナッツオイルを調べてみると「人においては信頼できる十分な情報が見当たらない」と、素っ気ない説明だった。食べ物は医薬品ではないから、病気に対して明らかな効き目がないのは当たり前。それなのに、人は食べ物に期待しすぎる。それが最大の問題なのである。

アメリカからやって来た「スーパーフード」

医師が提唱するアンチエイジングの健康食品がシニア世代の人気を集めていたのと同じ頃、おしゃれな響きのする**「スーパーフード」**がアメリカからやって来た。日本スーパーフード協会では「栄養バランスに優れ、一般的な食品より栄養価が高い食品、あるいはある一部の栄養・健康成分が突出して多く含まれる食品」と定義しているが、「おいしくて、美容と健康にものすごくよい食べ物」と、もっと軽いイメージで受け入れられている。

代表的なスーパーフードには、アサイーやゴジベリー（クコの実）などのフルーツ類、ビーツやケールなどの野菜類、クルミやアーモンドなどのナッツ類、ヘンプシード（麻の実）やチアシードなどの種子類、もち麦やキヌアなどの雑穀類、ココナッツオイルや亜麻仁油などのオイル類がある。植物性食品が中心で、いってみればアメリカ版薬膳である。

日本では、2014年が〝スーパーフード元年〟といわれ、この年からテレビや雑誌、インターネットが連日のように取り上げ、スーパーモデルのミランダ・カーなどのハリウッド・セレブたちが愛用者であることがさかんに宣伝された。これでスーパーフードの美容とダイエットとアンチエイジング効果に付加価値がついた。

欧米の富裕層には、マクロビオティックやヴィーガン、ローフード（酵素を効率よく摂るため野菜と果物を加熱せずに食べる食事法）などの菜食主義を実践している人が多い。

スーパーフードもそのなかから生まれた食事法のひとつだったが、日本では効能をことさら細かく言及せず、おしゃれ感を強調したマーケティングが功を奏した。目新しく、見た目も名前もファッショナブルなスーパーフードには、新しいもの好きの女性が飛びついた。いつのまにかトレンドになって、アサイー入りのドリンクやもち麦入りのおにぎりがコンビニの棚に、スーパーの野菜売り場にはケールやビーツが並び、仕事の合間にナッツをぽりぽり食べる女子が増えていた。

いまや納豆、味噌といった伝統的発酵食品までが「日本のスーパーフード」として再評価され、とりわけ**甘酒**の躍進はめざましい。これまでは初詣のとき神社で飲む程度だったのが、自販機でも買える通年商品になってしまった。青汁にはどこか抹香臭さを感じて敬遠されても**「グリーンスムージー」**などと呼びかえるだけで、とたんにおしゃれ感のあるヘルシードリンクに変身する。スーパーフードには、そんな吸引力がある。

「柳の下のドジョウ」がうようよ、医者の教える食事本がまたブームに

2018年からは、**医者が提唱する食事本**の第2次ブームが起こった。書店の健康本コーナーには、『医者が教える食事術 最強の教科書 20万人を診てわかった医学的に正しい食べ方68』(ダイヤモンド社)、『医師が実践する超・食事術 エビデンスのある食習慣のススメ』(サンクチュアリ出版)、『世界の研究者が警鐘を鳴らす「健康に良い」はウソだ

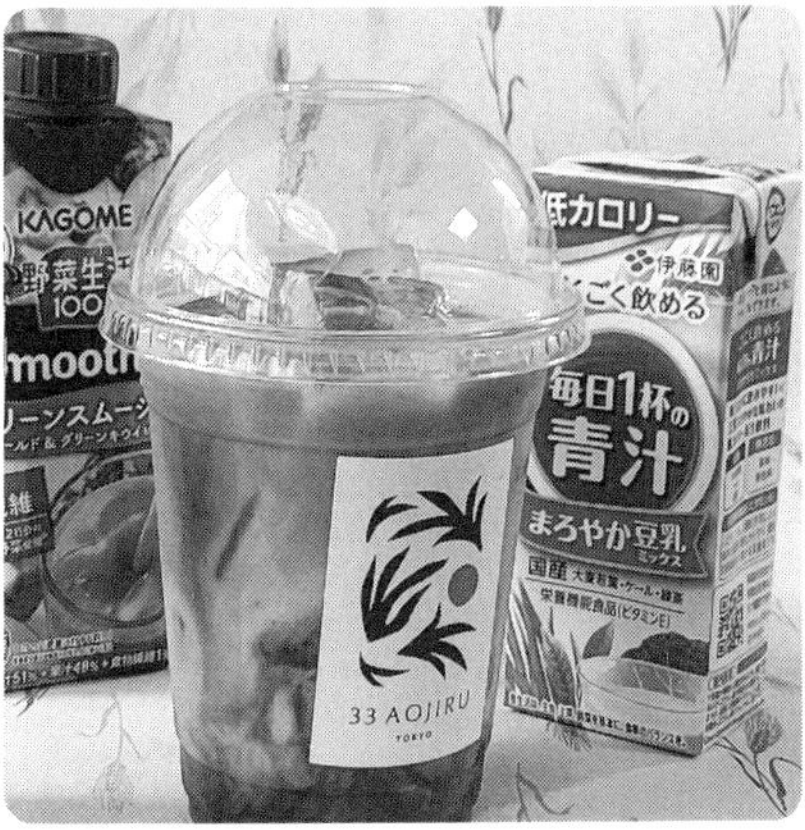

人気のグリーンスムージーや、「青汁」という名称でも
おしゃれなパッケージにしたり飲みやすい工夫をしたりしている

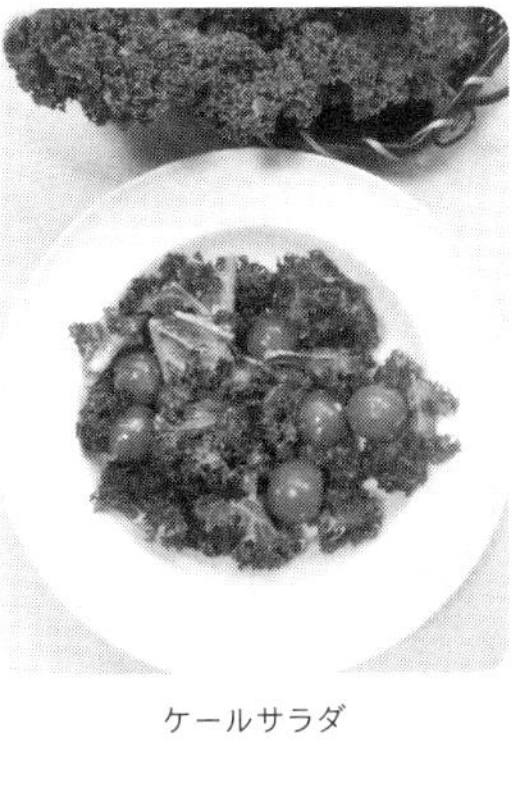

ケールサラダ

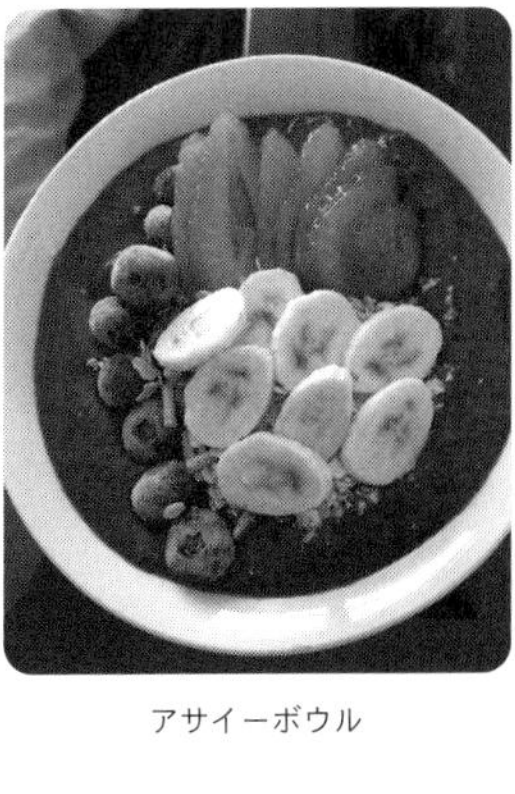

アサイーボウル

らけ 科学的根拠が解き明かす真実！』（新星出版社）、『脳の専門医が教える脳が若返る40代からの食事術――あなたも脳内糖尿病かもしれない！』（ダイヤモンド社）、『医師が教える疲れが抜けない人の食事法』（祥伝社）、『医師が考案した「長生きみそ汁」』（アスコム）……と、似たようなタイトルと体裁の本が平積みになった。しつこいばかりに書き並べたが、すべてに共通するのは、「われこそが一番正しい」といわんばかりの自信満々な長いタイトルと科学性の強調だ。

どれもソフトカバーで帯には煽情的なコピーがびっしりと書かれ、見た目の印象は前述の「オイル論争」（50ページ）で言及した『シリコンバレー式 自分を変える最強の食事』とそっくり。この本、1年で17万部も売れたから、タイトルだけでなくデザインも踏襲して柳の下の2匹目のドジョウを狙ったと思われる。

私が着目したのは、発売10日で4刷り10万部突破という驚異的な売れ行きを見せた『**世界一シンプルで科学的に証明された究極の食事**』（東洋経済新報社）。理由は、米ハーバード大学で博士号を取得し、現職はカリフォルニア大学ロサンゼルス校内科学助教授という著者、津川友彦医師のプロフィールにあった。というのは、日本に86ある国立大学で医学部に栄養学科があるのは、徳島大学1校しかない。それに対し、海外ではトップクラスの総合大学で栄養学の大規模な研究が行われている。なかでも栄養学の先進国であるアメリカで最高峰の研究機関のひとつ、ハーバード大学で「研究論文から科学的根拠を読み解く教育を受けた」研究者なら信頼できるだろうと考えたからだ。医者の本にはどれも「○○の権威」という惹句がついているため、学歴と職歴で判断せざるをえない自分が少し情けなくもある。

もうひとつは、本書には注と引用文献が記載されていたことだった。医者が教える食事本の多くは、科学的根拠をうたっていても、その出典を明らかにしていない。出典が記載されていても、自分が学会誌に発表した論文くらいでは、お話にならない。引用文献の明示は学術書の絶対条件で、一般向けの本でもないよりあったほうが確実に信用でき、良書かどうかの判断基準になる。

この本が挙げる「本当に体によい食品」とは、①魚、なかでもサバやイワシなどオメガ3脂肪酸の豊富な青魚 ②野菜と果物 ③茶色い炭水化物（玄米や全粒粉など精製されていないもの） ④オリーブオイル ⑤ナッツ類の5グループのみ。タイトルどおり、きわめてシンプルで、冷静かつ客観的に書かれている。読むと拍子抜けするかもしれないが、健康本はファンタジーでもホラーでもないから、これでよいのである。

ちなみに、前述の『医師が考案した「長生きみそ汁」』のみそ汁は、抗酸化力を高める「メラノイジン」たっぷりの赤みそ、ストレスを減らす成分「GABA」を含む白みそ、解毒作用抜群の「アリシン」「ケルセチン」が豊富なタマネギのすりおろし、塩分排出効果のある「カリウム」を含むりんご酢を混ぜ合わせた「長生きみそ玉」で作る。1日1杯飲むだけで、あらゆる病気を遠ざけて体の不調を改善する、日本人に合った最強の健康法だと推している。冷静に考えればそんなことはありえないが、トーハン調べ「2019年年間ベストセラー」総合で堂々6位、百田尚樹の『日本国紀』より上だった。日本人はやっぱり「いつまでも若々しく元気でいたい」欲望に夢と希望を与えてくれる〝ファンタジー〟な健康本が大好きだ。

アンプル剤にはじまった栄養ドリンクの第1次ブーム

日本独自の発展を遂げた健康食品に、**「栄養ドリンク」**がある。日本では戦前から「わかもと」や「エビオス」などの栄養剤を家庭に常備し、保健のために飲む習慣があった。戦後は1950年発売の「パンビタン」(武田薬品工業)を皮切りに、大手製薬会社が競うように総合ビタミン剤を開発。まだまだ貧しくて栄養不足の頃だったので、足りないビタミンやミネラルを補うのが服用の目的だった。

次に登場したのが、総合ビタミン剤をドリンク版にした**「アンプル剤」**。注射液を入れるのと同じガラス製の小さなアンプルに栄養ドリンクが入っており、首の付け根を付属のヤスリでこすって折り、細いストローを刺して飲むというものだ。1957年発売の「ベルベー」(亜細亜製薬)が第1号とされる。

容器が注射の即効性をイメージさせ、飲むと甘くておいしい。当時売り出し中の藤田まことが若いサムライに扮し、ベルベを飲むといきなり馬力が出て駆け出すというテレビCMも人気を博して大ヒット商品になり、各社が次々と似たようなアンプル剤を開発した。

1962年には現在と同じ瓶入りの**「リポビタンD」**（大正製薬）が登場し、これも大ヒットした。社長の「アンプル剤の大型を作ってみたら、おもしろいのではないか」という思いつきから開発されたそうだ。アンプル剤が20㎖なのに対して100㎖に増量し、冷やして売ったのが当時として斬新だった。おそらく駅の牛乳スタンドからの発想だろう。薬局の目立つところに専用の冷蔵ストッカーが置かれ、買ったらその場ですぐに飲むスタイルが浸透していった。

すぐに各社が追随して「新グロモント」（中外製薬）、「エスカップ」（エスエス製薬）、「チオビタドリンク」（大鵬薬品工業）など、100種を超える栄養ドリンクが出現し、1965年には医薬品ではなく清涼飲料水扱いの**「オロナミンC」**（大塚製薬）が発売された。

これが**第1次栄養ドリンクブーム**だった。ときは高度経済成長の真っ盛り、ヘビーユーザーはがむしゃらに働く男たち。彼らは栄養補給より以上に、滋養強壮、健康増進、体力増強のために栄養ドリンクを求めた。「リポビタンD」の発売当初のキャッチフレーズは「ファイトを飲もう！」「ファイトで行こう！」、「オロナミンC」は「元気ハツラツ！」。どの栄養ドリンクもCMで「元気で頑張ろう」というメッセージを発信した。お父さんが元気で頑張って働けば、一家の暮らしがどんどん上向きになる時代だった。

栄養ドリンクのキャッチフレーズから見える社会の空気

1985年の**「ユンケル黄帝液」**（佐藤製薬）の爆発的ヒットにはじまる**第2次栄養ドリンクブーム**は、すさまじかった。このブームの特徴は、女性と若者が参入したことである。それまでのヘビーユーザーは40歳以上の男性が中心で、強精剤的なイメージがまとわりついていたが、それを払拭したのが「ユンケルンバデガンバルンバ」「ユンケルすればタモリング」「疲れがタモレばユンケルだ」と、タモリが唄って踊るテレビCM。明るくてナンセンスなCMはそれまで栄養ドリンクには縁遠かった層を引き込み、ユーザーの裾野を一気に広げた。

第1次ブームが高度経済成長期なら、第2次ブームはバブルの真っ盛り。だれもが仕事と遊びに忙しく、栄養ドリンクに求める効果は滋養強壮から**疲労回復**にシフトした。

バブル期を象徴するCMコピーが、「グロンサン」（中外製薬）の「5時まで男も5時から男も」、「リゲイン」（三共）の「24時間戦えますか」、「ユベロンゴールド」（エーザイ）の「遊んでも、遊んでも、遊びきれない。つらくても、つらくても、休めない」、「グロンサンDX」の「がんばってがんばってし〜ごと〜（仕事）、がんばってがんばってあ〜そび〜（遊び）」である。

「ワーク・ライフ・バランス」などという概念は存在せず、生活はワーク中心でみなやみくもに残業し、それでもへこたれずに職場の仲間と一緒に飲みに行った。どんなに疲れても、栄養ドリンク1本で元気はつらつな気分になれたのが、バブルという時代。景気がよいと、やっぱり人の心は呑気になるのである。

栄養ドリンク開発競争は激化し、鉄分やロイヤルゼリーを多めに配合して貧血改善や美容効果をうたったり、真上を向かないでも上品に飲めるようボトルを工夫したりした女性専用製品も開発された。だが、大半の女子は人目を気にせず、薬局や駅の売店で「リゲイン」や「ユンケル」をぐい飲みした。男女雇用機会均等法の施行は1986年。バブルの時代は、仕事帰りに赤ちょうちんで一杯、休日の競馬やゴルフといった、おじさんにほぼ独占されていたライフスタイルを好んで実践する「おやじギャル」の全盛期でもあった。

ついには子ども向け製品も登場し、1本100円から生薬配合の高級品は3000円超えも珍しくなく、バブル崩壊の1991年までに約350種が新発売されたといわれる。

栄養ドリンクのCMコピーには、時代の雰囲気が表れておもしろい。バブルのピーク時は前述の企業戦士ものや、「魔人V」という役柄のアーノルド・シュワルツェネッガーが「ちちんブイブイ、だいじょーブイ。」と呪文のように唱える「アリナミンVドリンク」のように、ナンセンスなCMが多かった。だが、バブルが弾けた1991年放映の「世の中、バカが多くて疲れません?」(チョコラBBドリンク)には、すでに停滞感が色濃い。『男

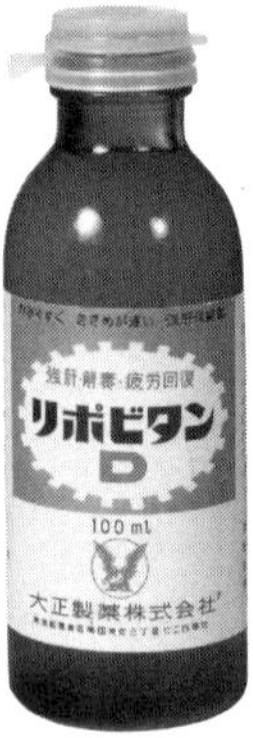

リポビタンD（発売当時）

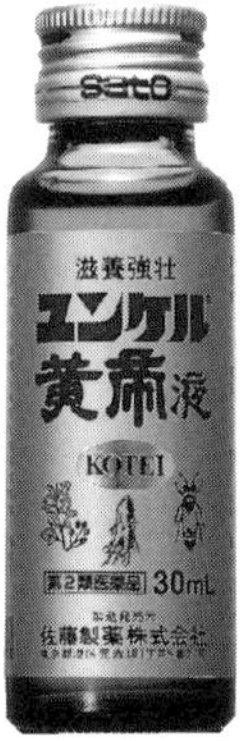

ユンケル黄帝液

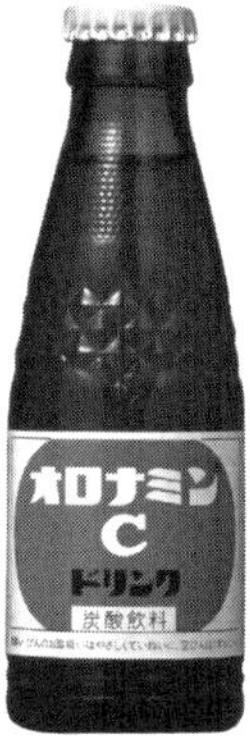

オロナミンC（発売当時）

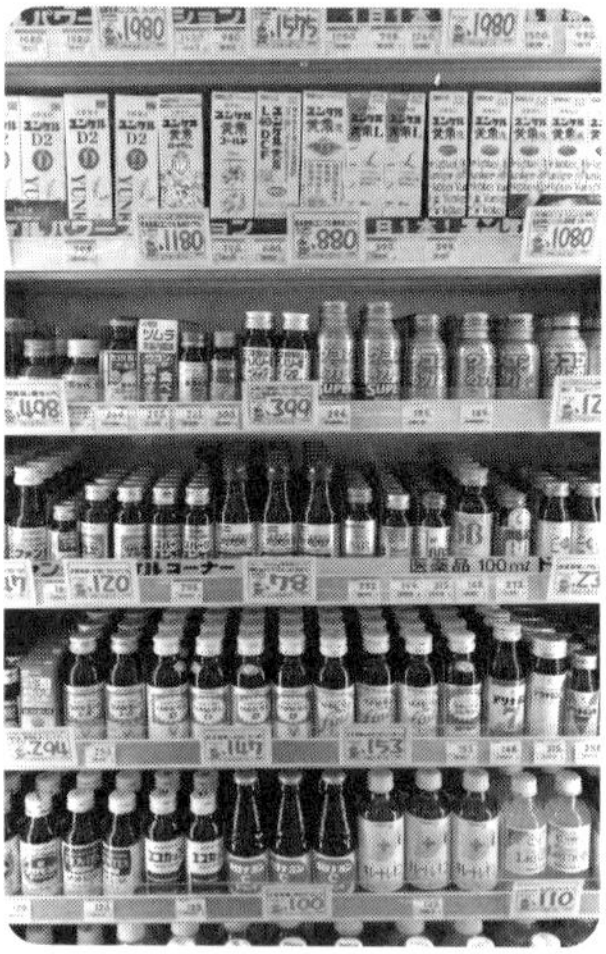

ドラッグストアの棚に並ぶさまざまな栄養ドリンク（写真：時事通信フォト）

はつらいよ』に出てくるような土手にしゃがんだ桃井かおりが、けだるくそう呟くだけだが、幕が開きかけていた「失われた30年」を予感させる、諦念めいた感覚が伝わってくる。視聴者からクレームが来てわずか数日で放映が打ち切られ、セリフを「世の中、お利口が多くて疲れませんか？」に差し替えたという、いわくつきのCMだ。

大ブームは落ち着いたが、不況下でも栄養ドリンクの人気はすたれなかった。1999年にコンビニ、スーパーでも販売できるようになってからは女性と若者のユーザーをさらに増やし、2000年代に入ると清涼飲料水扱いの**「エナジードリンク」**というジャンルが新たに加わった。

エナジードリンク元祖の「レッドブル」は「リポビタンD」を参考にオーストリアで開発され、欧米各国で一大ブームを巻き起こして日本に上陸した。容器はデザイン性の高い缶を採用し、容量も増やしたのが特徴。瓶入りの栄養ドリンクはダサいと感じる若い世代が、気分すっきり、頭と体をシャッキリさせたいときの飲料として定着した。

ワーク・ライフ・バランスと、自分らしく生きることが求められる今日、栄養ドリンクのCMも変わった。筋骨隆々の男たちが「ファイト、一発！」と声をかけ合うCMを長年続けていた「リポビタンD」は2022年、木村拓哉を起用。「全力で頑張るファイトがあれば、マイペースで少しずつ進むファイトだってある。人それぞれ、いろんなファイトがあっていい。頑張ってるかどうかなんて他人が決めるもんじゃない」というモノローグで、同じファイトでも、それぞれのファイトを応援している。

「癒し」ブームとマクロビオティックの逆輸入

阪神・淡路大震災とオウム真理教。未曾有の災害と事件に見舞われた世紀末の1990年代後半に席巻したのが、**「癒し（ヒーリング）」**のブーム。書店ではヒーリング本、レコード店ではヒーリング音楽のCDが大きな棚にたくさん並び、幸運を呼ぶパワーストーンやアクセサリー、アロマテラピー、気功など、体と心の癒し効果をうたったグッズやリラクゼーション法の愛好者が増えた。「グレゴリオ聖歌」のCDがキリスト教徒の少ない日本で14万枚もの売り上げを記録したのは、癒しと瞑想のための音楽だと宣伝されたからだった。

発祥の地の日本よりアメリカで発展していた**「マクロビオティック」**が、日本に逆輸入されたのは1999年。1章で紹介した石塚左玄の弟子だった桜沢如一《ゆきかず》が、師の唱えた食養運動を進化させたのが、マクロビオティックである。桜沢は戦後、もっぱら欧米で普及活動に努め、桜沢が亡くなったあとは愛弟子の久司《くし》道夫が指導者になって全米に信奉者を増やし、定着させた。

久司は東京大学法学部大学院を修了後、世界連邦樹立をめざして1949年に渡米。コロンビア大学大学院で国際政治学を専攻したが、憎しみや怨みといった感情は政治だけでは解決できず、人類の平和と健康は正しい食生活によって実現するという考えに到り、アメリカ人の食生活を改善するため、マクロビオティックの実践活動をはじめたという異色の人物だ。

健康食というより一種の神がかった思想運動のようにも思えるマクロビオティックだが、普及活動を通してアメリカ人の健康に寄与したことが高く評価され、この年に久司の活動記録が米スミソニアン博物館に日本人としてはじめて殿堂入りを果たし、論文や著書がアメリカの国家的歴史資料として永久保存されることになった。これが逆輸入のきっかけだ。全米200万人といわれる実践者のなかには当時のビル・クリントン大統領やアル・ゴア副大統領、小児科医のスポック博士、マドンナやトム・クルーズなど、各界の著名人が多数いることがセンセーショナルに報道された。

久司はインタビューで「マクロビオティックは血液を浄化し、ウイルスに冒されない免疫力をつけてエイズを治す」と語っている。さすがにこれはトンデモ的言説だが、なにせスミソニアンである。海外の権威に弱い日本人のこと、たちまちトレンディーな健康食として注目を集め、のちに「マクロビ」の相性で呼ばれるまでに浸透した。究極の目的を「人類の抱える心身の問題の解決と世界平和」とし、精神主義的な色合いの強いマクロビオティックは、癒しブームとも相性がよかった。

久司式のマクロビオティックは、主食として精白しない全粒穀物50〜60%、野菜、豆、海藻中心の副食25～40％、汁物5～10％を基準に果物とナッツをときどき食べ、動物性食品は白身魚を週に1回程度とし、肉と卵、乳製品は摂らない。コーヒーとアルコールは避け、食材と調味料はオーガニック、天然醸造を用い、砂糖はいっさい使わない。完璧に守るのはたいへんなことから、ルールの一部だけを取り入れた「ゆるマクロビ」や「プチマクロビ」のレシピが、心と体がきれいになるヘルシー＆ナチュラルフードとして現在も根強い人気を保っている。

はやり病とはやりの食べ物の相関関係

日本は世界有数の自然災害の多い国だが、疫病にも幾度となく襲われてきた。最初の大きな流行は、**天然痘**である。奈良時代の735年に北九州の太宰府から広がって、総人口の約3割の命を奪ったといわれる。病気平癒のため、聖武天皇が建立したのが奈良の大仏だった。

このとき中央政府は治療法として、冷水を飲まないこと、生魚と生野菜を食べないこと、粥を摂ることなどを指示している。疫病の原因は疫病神や鬼神、悪霊のたたりと考えられていて、医療とまじないが一体化していた頃だが、病気と食べ物の関連はなんとなく認識されていたのだろう。なお、京都の祇園祭は、平安時代の863年に起きたインフルエンザの大流行で、怨霊を鎮めるため催された「御霊会《ごりょうえ》」が起源だとされる。

時代は下って、**コレラ**が日本ではじめて流行したのは江戸後期の1822年（文政5）である。発症して約3日でころりと死ぬことから「三日コロリ」と呼ばれ、恐れられた。当て字の「虎列刺」「虎狼痢」も、いかにも恐そうだ。鎖国が解かれ、外国人の往来が増えると新しい病気も次々入ってきて、幕末から大正時代にかけてはコレラ、インフルエンザ、天然痘、結核、赤痢、チフス、ペストなど、多くの感染症との厳しい戦いが続いた。

はじめてコレラが長崎から江戸まで達した1858年（安政5）の流行では、市中だけで3万人近くが亡くなった。魚類を食べるとあたってすぐに死ぬという噂が流れ、買う人が激減した結果、漁師と魚屋が職を失い、料理屋もそれに次いだと、江戸周辺での事柄を詳細に記録した『武江年表』にある。現在と似たような状況がすでに起こっていたわけだ。

明治時代になると、コレラ流行が頻繁に繰り返された。生水と非加熱の食品から感染することが、経験上分かってきたからだろう。死者が10万人を超えた1877年（明治10）の流行時、予防のため魚と野菜は必ず加熱して食べること、冷水と氷は避けて水は必ず煮沸してから飲むことを衛生局が指導した。

再び死者約10万人を出した1886年（明治19）夏の流行時には、「炭酸ガスを含有している飲料を用いると、恐るべきコレラ病に犯されることがない」という記事が東京横浜毎日新聞に掲載された。これをきっかけにラムネが爆発的に売れるようになり、空前のラムネブームが到来した。ところが、需要が急激に高まったために異物が混入するなど不衛生な粗悪品が出回り、以降は衛生観念の高い人々はラムネを敬遠してサイダーを飲むようになってしまった。汚名は長いあいだ回復できずラムネにとってはやぶ蛇だったが、コレラのおかげで飲料水の衛生面に対する意識が高まった。

コロナでますます人気の「免疫力アップ」と「睡眠の質向上」

今回の**新型コロナウイルス感染症**のパンデミックは、健康食品にどんな影響を与えたのだろうか。

国内初の感染者が確認されたのは、２０２０年1月15日。前年12月に第1例目が報告された中国・武漢市から帰国した男性だった。それまで日本人にとっては海の向こうの出来事が、我が事になった瞬間だ。1月後半からマスク、除菌スプレー、除菌シートの品薄状態がはじまった。

2月5日には、大型クルーズ船ダイヤモンド・プリンセス号の乗客乗員10人から感染が確認された。屋形船での新年会で集団感染、最初の病院内での感染が報告され、3月になると大規模な院内感染、家族内感染、飲食店関連が疑われる感染が発生。感染ルートを追うことが困難になり、いつ、どこで感染するか分からない。もうこの頃には、いまだかつてない疫病を体験していることに私たちは気づいていた。4月7日、7都府県からはじまった緊急事態宣言は全国に広がり、新しい生活様式が少しずつ日常になっていった。

結論からいうと、大々的なブームは起こらなかった。「三密回避、手洗い、消毒、マスク着用、換気」の基本的感染対策が優先されたのと、健康食品ごときで防げるほどやわなウイルスではないことが、全世界で死者が続出した第1波から分かってしまったからだ。

それでも3月になると、インターネット上とメディアにはまだ感染経路もよく分からず、得体の知れないウイルスから身を守るための食品と栄養情報が飛び交い、「新型コロナ感染症を予防する食べ物」「免疫力をアップする食品」などのフレーズが踊った。はやくも3月10日と27日、消費者庁は健康食品合わせて78商品の表示に新型コロナウイルスに対する効果を標ぼうする文言などがあり、景品表示法および健康増進法に違反する恐れがあると、改善要請を出している。文言には「世界的にコロナウイルスは猛威、ウイルス予防に梅肉エキス」「玉葱の辛味成分アリシンがウイルスを撃退」などがあり、ビタミンA・C・D、亜鉛、マヌカハニー、ポリフェノール、タンポポ茶、アオサにとくに予防効果があると標ぼうされた。

一方、免疫を高める食べ物の筆頭に挙がったのが、なんと**納豆**。「納豆が新型コロナ予防に効果」「昔から酒蔵に納豆を持ち込むと麹菌が全滅するといわれるほど、納豆菌は最強」「納豆菌をたくさん摂れば、ウイルスに勝てる」などの説がSNSで拡散され、スーパーでは品切れが続いた。

納豆菌には腸内の善玉菌を増やして悪玉菌を減らす働き、ナットウキナーゼには血栓を予防する働きはあっても、新型コロナウイルス感染を防ぐという科学的根拠はない。だが、納豆に整腸作用と解毒作用があることは江戸時代から知られていて、だれもが体によいと信じている。最新の健康食品が数々あるのに、納豆にいちばん免疫力アップ効果を期待してしまった日本人。非科学的で情けないとあきれるどころか、私はこの非常時において、科学的整合性や数値より、困ったときの神頼みのように、納豆に頼ったのがいっそ愉快だった。同じように、日本古来の長寿食である梅干しや小豆、キノコ類、味噌、生姜も免疫力アップ食品として浮上した。

納豆と肩を並べたのが、プロバイオティクス、腸内のよい菌を増やして悪い菌を減らし、腸内環境を改善する効果がある**ヨーグルト**や**乳酸菌飲料**である。

以前から、インフルエンザの流行期が来ると、「強さひきだす乳酸菌」「たたかう乳酸菌」といった、ウイルスに迎え撃つイメージを与えるキャッチフレーズのヨーグルトがよく売れていたが、最初の緊急事態宣言下の4月、乳酸菌関連商品の売り上げは前年比で約17ポイントも伸びた。1章で書いたように免疫力は医学用語ではないが、不安と恐怖に怯える日本人の心をとらえ、専門家も分かりやすい表現として多用するようになった。ただし、残念ながら乳酸菌が免疫系を強くし、腸内細菌が免疫系を調節するエビデンスは「なくはない」程度である。

2021年の全国発売以来、**「Yakult（ヤクルト）1000」**と**「Y1000」**

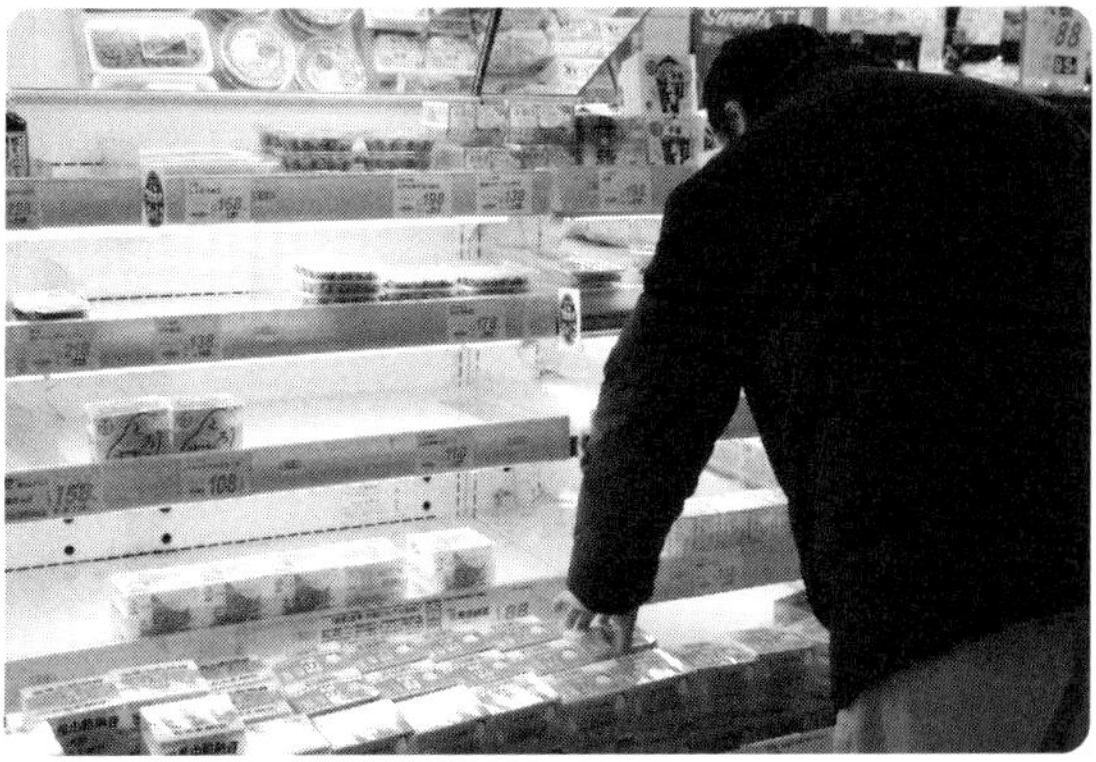

新型コロナウイルス禍に「免疫を高める」とブームになった納豆（写真：時事）

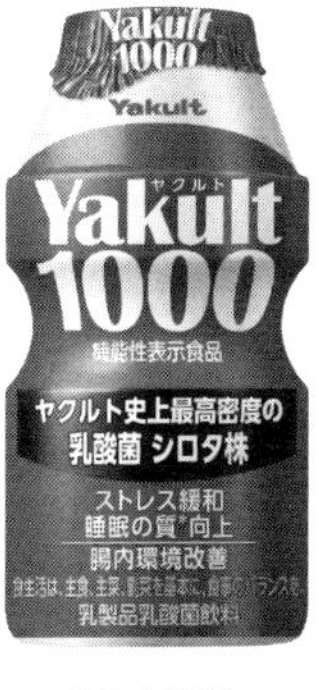

Yakult1000

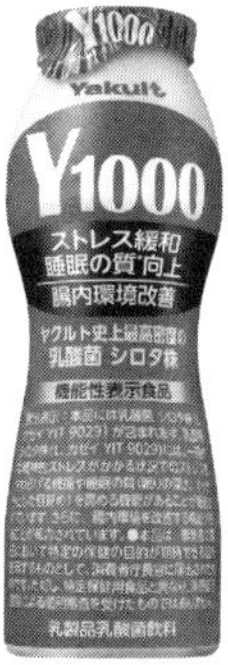

Y1000

が爆発的に売れている。どちらも、乳酸菌シロタ株が1㎖あたり10億個含まれ、ヤクルト90年の歴史で最高の菌数と密度を実現した製品だ。

人気の理由は、**「ストレス緩和」**と**「睡眠の質向上」**という2つの機能性。ヤクルトのサイトには、「一時的な精神的ストレスがかかる状況でのストレスをやわらげ、また、睡眠の質（眠りの深さ、すっきりした目覚め）を高める機能があります」とある。まさに現代人の悩みに応え、とりわけコロナでメンタルに苦しさを抱えてしまった人の琴線にふれる言葉である。

「Ｙａｋｕｌｔ（ヤクルト）１０００」は基本的に宅配専用だが、ときどき駅の自販機でも販売されていて、爆買いしている人をよく見る。物価高騰で固くなった財布のひもはよそに、２０２３年6月現在、注文が殺到しているためインターネットでの新規申し込み受け付けは一時休止状態が長く続いている。ヘビーユーザーは、30代から50代のビジネスパーソン。睡眠薬ではないから飲んですぐ寝られたら逆におかしいが、「夜中に目覚めることが減った」「朝爽やかに起きられるようになった」など喜びの声がＳＮＳにたくさん挙がっている。絶好調な売れ行きは、働き盛り世代にストレスや睡眠で悩む人の多さを物語っているのではないだろうか。

アルコール飲料にまで影響を与える健康志向

「酒は百薬の長」は、古代中国・後漢の歴史書『漢書』にある言葉。酒はどんな薬にも勝るという意味だが、『徒然草』で吉田兼好は「百薬の長とはいへど万《よろず》の病は酒よりこそ起れ」、つまり「酒は百薬の長といわれているが、万病の元なのだ」といっている。この随筆が書かれたのは14世紀前半、鎌倉時代の終わり頃。ということは、約700年前にはすでにアルコールが原因で体を壊す人、トラブルを起こす人がかなりいたのかもしれない。

しかし、兼行は酒を無理強いする風習を批判し、悪酔いしたときの弊害をあれこれ書きつのったあとで、「このように酒は疎《うと》ましいものだが、ときおり捨てがたいこともある」と、月夜や雪の日の朝にゆったりと会話を楽しみながら盃《さかずき》を交わす楽しさ、冬に狭い部屋で気が置けない者と火を囲み差し向かいで大いに飲む愉快さ、親しくなりたいと願っていた人が酒好きで盃をやりとりするうち打ち解けられた嬉しさなど、飲酒の喜びを大いに語ってこの段を締めくくっている。いつの時代も、分かっちゃいるけど止められず、飲み方によって毒にも薬にもなるのが酒ということだろう。それにしても、鎌倉時代から「アルコール・ハラスメント（飲酒の強要、意図的な酔いつぶし、飲めない人への配慮を欠く行為、酔った上での迷惑行為など飲酒にまつわる人権侵害、通称「アルハラ」）」が横行していたなんて、びっくりだ。

もともと日本はアルコールには非常に寛容な社会である。神前に酒を供えるなど、多くの宗教祭祀や伝統行事が酒と結びつき、アルハラがそんな昔からあったほどで、人と人をつなぐコミュニケーションに欠かせない道具とされてきた。戦中・戦後の食料危機のときも、量は少ないが日本酒とビールの配給がちゃんとあったくらいである。

1980年代、ついに死亡事故が勃発した大学生の「イッキ飲み」と「キッチン・ドリンカー」と呼ばれる主婦のアルコール中毒が社会問題になったが、ほどほどの適量を守れば百薬の長という国民大半の意識は揺るがなかった。病的な健康ブームが席巻した1990年代以降も、逆に赤ワインが「動脈硬化を防ぐ」「健康にいい」とブームになったくらいだ。2013年に**「アルコール健康障害対策基本法」**が成立しているが、この法律の存在と内容をよく理解している人はいまも少ないだろう。

アルコール健康障害は、「アルコール依存症その他の多量の飲酒、未成年者の飲酒、妊婦の飲酒などの不適切な飲酒の影響による心身の健康障害」と定義されている。国は防止対策を定めた基本計画を策定し、国民は「アルコール健康障害の予防に必要な注意を払うよう努めなければならない」と義務づけられた。にもかかわらず、生活習慣病のリスクを高める量を飲酒している者（1日当たりの純アルコール摂取量が男性40グラム、女性20グラム以上の者）の割合は、女性は2010年の7・5％から2019年は9・1％に増加し、男性は約15％の横ばいだ。

ただ、1人当たりの酒類消費量は1992年度の101・8リットルから2019年度は78リットル、2020年度には75リットルと、8割以下に減っている。飲酒習慣のある人が少ない高齢者の割合が上昇していることが一因だとされるが、若年層はあきらかに酒を飲みに行かなくなっているし、これまでたくさん飲んでいた40〜50代の男性の飲酒量も減っているらしい。2015年にOECD（経済協力開発機構）において、日本では「最も飲酒が多い20％の人々が、すべてのアルコール消費量の70％近くを消費している」と報告されたように、一部の飲みすぎている人以外の**アルコール離れ**は着実に進んでいる。

若者のアルコール離れは飲酒以外にSNSなど、人とつながるツールが増えたことが大きいが、中高年はもっぱら健康意識の高まりが理由。2010年代に糖質制限ダイエットが流行してから、糖質を含むビールや日本酒から、糖質を含まず血糖値を上げない焼酎やウイスキーなどの蒸留酒にシフトする人が増え、糖質オフまたは糖質ゼロ、痛風の原因になるプリン体ゼロ、カロリーオフのビールや日本酒が続々と発売されるなど、**アルコールにも健康志向**が顕著になってきた。

コロナで自宅で過ごす時間が増えて外で飲むことが減ったことに加え、健康意識のますますの高まりで、急激に伸びたのがノンアルコール飲料である。とくに生まれたときからインターネットがあるZ世代の若者は、心身の健康を追求するために「あえて飲まない」ライフスタイルを選択する傾向が強いという。

ビール、日本酒、ワイン、チューハイ、カクテル、梅酒……と、コロナ以前よりノンアルコール飲料の種類が格段に豊富になって味もおいしくなり、売れ行きは右肩上がりだ。ノンアルコールと低アルコールのカクテルに特化したバーも登場し、料理にノンアルコール飲料を組み合わせたペアリングコースを提供するレストランも増えている。

それでも、清涼飲料水ではなく、酒テイストが楽しめるノンアルコール飲料が求められるのは、古代から連綿と続く飲酒文化への執着かもしれない。個人的には脱アルコールがこのまま広がってほしくはないが、これから**「アルコールの健康化」**がどのように進展していくのか、目が離せない。

第3章

「トクホ」「機能性表示食品」の流行と定着

国がその効果を審査して許可する
「特定保健用食品」、通称トクホ。
企業が機能性と安全性を示す科学的根拠を
添えて届け出れば
審査なしで効能を表示できる「機能性表示食品」。
今日ではすでに見慣れた存在となり、
一般食品に溶け込んでいる。
長く続いた健康ブームのなかで、
意外にも日本人はそうやすやすと
宣伝文句には飛びつかない
冷静さを身につけてきたのかもしれない。

食品の「第3の機能」発見、「機能性食品」の誕生

いままでは信じられないような話だが、食品に体の働きをよくしたり、健康を維持したりする機能があることは、1980年代の前半まで明確にされていなかった。

日本では、明治期より栄養素や食品成分に関する研究が進んだ。「日本の栄養学の父」と呼ばれる初代国立栄養研究所所長、佐伯 矩《ただす》が消化酵素の「大根ジアスターゼ」を発見したのは1904年（明治37）、農芸化学者の鈴木梅太郎が米糠から脚気の治療に有効な「オリザニン（ビタミンB1）」の分離に成功したのは1910年（明治43）と、欧米に遅れをとっていなかった。国立栄養研究所は世界初の栄養研究専門機関であり、鈴木のオリザニンはノーベル賞を受賞してもおかしくない大発見だった。

だが、食品の機能性についての研究が本格的に活発になったのは、高齢化社会の到来と成人病の増加が社会問題になりつつあった1980年代。それほど昔ではないのである。

もちろん、玄米しかり紅茶キノコしかりで、食べ物が病気を予防したり癒やしたりする効果を持つことは古くから信じられていたし、「いわゆる健康食品」は多数存在していた。ただ、それらには科学的根拠がなく、あやしい健康食品の蔓延を許していたが、1984年から1986年にかけて行われた文部省（現文部科学省）の特定研究「食品機能の系統的解析と展開」によって、ついに食品には**「第3の機能」**があることが明らかにされたの

である。これが食品の機能に関する、世界初の組織的研究だったという。

この研究の成果は、食品には人間が生きていくのに必要な栄養素やカロリーを供給する1次機能の「栄養機能」、味や匂い、食感、色でおいしさを感じさせる2次機能の「感覚機能」のほかに、疾病の予防と回復、体調リズムの調節や老化の抑制、免疫を高めたりアレルギーを低減したりする「生体調節機能」があるとして、あらたに3次機能と位置づけたことだった。1988年の『厚生白書』は、3次機能を持つ物質が含まれた食品のことを**「機能性食品」**と呼び、「生体防御、体調リズムの調節などに係る機能を、生体に対して十分に発現できるように設計された日常的に摂取される食品」と定義している。

これで食べ物は薬品のような効能を持つことが公的に認められ、「医食同源」がお墨付きを得た。1987年、機能性食品の枠組み作りに着手することを厚生省（当時）が発表し、1988年には機能性食品懇談会が発足して専門家による具体的な作業がスタートした。健康食品自体を認めていなかった厚生省が一転、容認する方向に転換したのは、これらを国民に適切に摂取させて成人病予防に役立て、医療費抑制につなげるという経済的効果への期待にあったといわれる。

薬事法（現薬機法）の規制で食品の「薬効」をうたうことは禁じられていたが、厚生省認定で晴れて表示できるようになれば付加価値がつき、価格にも反映できる。65歳以上の高齢者が人口の10％を超え、高齢化社会に突入した頃だったから、機能性食品は確実に成長が見込める期待の分野。研究と開発競争に、一気に火がついた。

最初の機能性ドリンク「ファイブミニ」の衝撃度

最初に大ヒットした機能性食品は、1988年1月に発売された大塚製薬の**「ファイブミニ」**だった。「食物繊維（ダイエタリーファイバー）」とミニサイズからのネーミング通り、たったの100㎖でレタス1個分の**食物繊維**を摂れるのがうたい文句で、「現代人の食生活で不足しがちな食物繊維を美味しく手軽に補給」がコンセプト。当初の年間目標だった1億本をわずか5カ月で達成し、初年度に2億4000本（『アビタン』1989年5月号）という驚異的な売り上げを記録した。小売価格は1本100円だったから、単純計算すると売上額は200億円を超え、国民全員が1人2本ずつ飲んだことになる。

実はそれまで「食物繊維」は、だれもが耳慣れない言葉だった。明治時代から高度成長期まで、食物繊維はエネルギーにならずに口から入って肛門を通過するだけのカスにすぎず、それどころか体内で他の栄養素の消化吸収を妨げると考えられていた。たんぱく質・脂質・炭水化物・ビタミン・ミネラル・食物繊維を「6大栄養素」と呼ぶ現在では信じられないが、食物繊維はずっと邪魔者扱い、悪者扱いされていたのである。

それが1970年代以降、世界的に見直しが急速に進んだ。きっかけは、1971年にイギリスの学者が提唱した「大腸がんは食物繊維の摂取量が少なく、脂肪の摂取量が多いと発生しやすい」「便秘や成人病は食物繊維の摂り方に関係する」という仮説。他の栄養素を吸収しづらくする困った性質も、コレステロールなど、あまり吸収されてほしくない物質ならむしろ有益に使えることになる。栄養学の常識を180度ひっくり返す、驚きの仮説だった。

しかし、仮説に対する日本人の反応は、それほど大きくなかった。根菜や豆類、キノコや果物を豊富に食べていた当時の日本人の食物繊維摂取量は欧米人と比較して多かったこと、大腸がんがそれほど多くなかったためだ。ところがそれ以降、**食生活の欧米化**がさらに進み、動物性脂肪と動物性たんぱく質の摂取量が大幅に増え、それにつれて大腸がんをはじめとする生活習慣病が急速に増加していった。1988年4月に厚生省が発表した調査では、日本人の食物繊維摂取量は30年前から約2割も減ったという結果が出ている。まさに、日本人はイギリス人学者の仮説を実証する道をたどったことになる。

それまで食物繊維というと、だれもがゴボウやサツマイモのイメージから筋状の物質を思い浮かべた。食物繊維入りの加工食品はあるにはあったが、粉末やクッキー状のものがほとんどで、味はまずいのが定説だったが、はじめて飲料にしたのがファイブミニである。

1986年にスタートした大塚製薬の研究開発とマネージメント担当は、当時として画期的なことに全員が女性。あえて女性をターゲットに絞ったマーケティングは避けたらしいが、明らかに女性のためを意識した商品設計だった。

食物繊維は「人の消化酵素で消化されない食物中の難消化性成分の総体」と定義され、水に溶けるペクチン、グルコマンナンなどと、水に溶けないセルロース、ヘミセルロースなどがある。ファイブミニの原料は、米ファイザー社が開発して特許を取得する無味無臭の水溶性食物繊維「ポリデキストロース」で、配合量は1本に5グラム。1日当たりの摂取目標量と平均摂取量の差を、1本飲めば補える量だった。参考までに、「日本人の食事摂取基準2020年版」における食物繊維の目標摂取量は、18～64歳の男子が1日当たり21グラム以上、女子が18グラム以上である。

中身が見えるおしゃれなデザインのガラス瓶、透き通ってきれいなオレンジ色の液体、微炭酸の爽やかな飲み口、超売れっ子タレントだった山田邦子によるテレビCM「飲むセンイ、やまだかつてないうまさ」のキャッチフレーズは、食物繊維という未知の成分に対する抵抗感や警戒心を打ち砕いた。私も流行に乗って試してみた。薄気味悪さを感じながら1口飲んで、「意外とおいしいじゃない」と見直したことをよく覚えている。

ファイブミニに続け！ 新しい機能性食品たち

ファイブミニの爆発的ヒットで成人病と便秘予防、整腸効果といった機能性が広く知られるようになり、食物繊維はたんぱく質・脂質・炭水化物・ビタミン・ミネラルの5大栄養素に次ぐ6番目の栄養素として認知された。

そうなると、柳の下のドジョウを狙った類似商品が生まれるのが世の常だ。「ぺっぴんどりんく」（雪印ローリー）、「明治のむヨーグルト　ファイバーエース」、「ファイバーアップ」（ネスレ日本）、「大陸美人」（武田食品）はじめ、30種類以上のファイバードリンクが登場。飲料以外でも、ビスケットやパン、シリアル、豆腐、インスタントラーメンにも波及した。はては5種類の食物繊維とだし入り「ファイブみそ」、ルーに野菜の裏ごしを入れた「S＆Bゴールデンベジタブルシチュー」といった、無理やり開発された感のある、食物繊維強化のインスタント食品も出現。一大ブームが巻き起こった。

食物繊維の次にヒットしたのが**「オリゴ糖」**である。人の消化酵素では分解されづらく、ビフィズス菌など腸内細菌の栄養源になって増やす働きをする。下痢や便秘予防などの整腸作用があり、カロリーは砂糖の半分しかない。大豆オリゴ糖とレモン2個分のビタミンCを配合した「オリゴCC」（カルピス食品）は、「新素材　ビフィズス活性飲料」をキャッチフレーズにファイブミニを超える健康美容飲料を狙って1989年に発売され、オリゴ糖の知名度を上げた。

コレステロールや中性脂肪を減らして動脈硬化や心筋梗塞を予防し、脳の活性化に役立つとされ、イワシやサンマなどの青魚に多く含まれるオメガ3系の多価不飽和脂肪酸、**「EPA（エイコサペンタエン酸）」**と**「DHA（ドコサヘキサエン酸）」**が注目されはじめたのもこの頃である。

ほかにも鉄分とカルシウムの吸収を促進する「ＣＣＰ（カゼインホスホペプチド）」を配合した「鉄骨飲料」（サントリー）と「ビオママＦｅドリンク」（明治乳業）、余分な脂肪を燃やすとされる高純度プロテインを配合した「ＰＦ21」（アサヒビール）、皮膚や目の健康を維持するとされるベータカロテンを配合した「ベジータベータ」（日本コカ・コーラ）が、機能性食品のあけぼの期を代表する製品。鷲尾いさ子と鉄骨娘が「いずれ血となる骨となる〜」と歌って踊る鉄骨飲料のテレビＣＭは大人気だったから、覚えている人も多いだろう。

こうして飲むだけ、食べるだけで体調をよくするとされるお手軽食品が続々と開発されて、健康は企業に外注できる時代になった感がある。

ついに成立した「特定保健用食品」制度と、厳しかった門出

1991年、健康食品関連企業が待ちに待った**「特定保健用食品制度」**が成立した。氾濫していた「いわゆる健康食品」のうちで一定の条件を満たした食品に、その名称を冠することを認める制度である。

特定保健用食品とは、食品の持つ特定の保健の用途を表示して販売できる食品である。取得するための審査には、学術書または学術雑誌に掲載された論文資料と、ヒトを対象にした臨床実験で有効性、安全性を科学的に証明したデータの提出が義務づけられ、製品ご

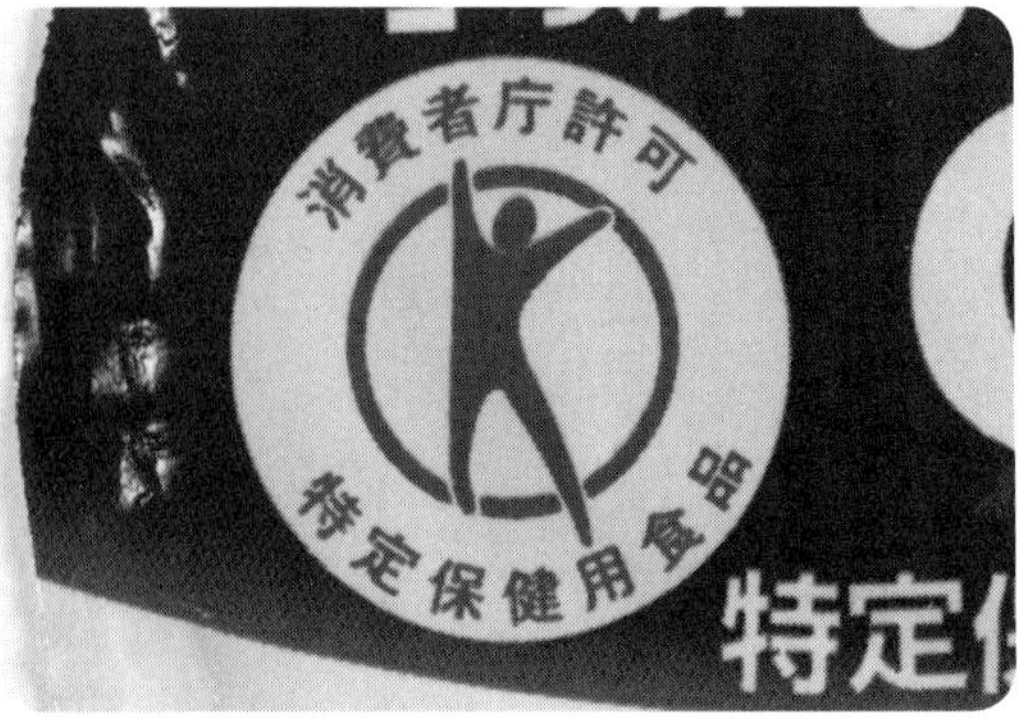

特定保健用食品（「トクホ」）のマーク（写真：アフロ）

とに表示について国の許可または承認を得る必要がある。

これで薬事法の壁の一角が崩れ、食品でも堂々と効果をパッケージに表示できるようになった。どうしてすでに浸透していた「機能性食品」の名前が採用されなかったといえば、機能という語が医薬品をイメージさせると、薬品業界から強い反発を受けたためだった。**「トクホ」**の愛称ができたからよいが、堅苦しくて覚えづらく、あまり体によさそうにも聞こえない、不利なネーミングだった。

表示に関しても、「高血圧を改善する食品です」は医薬品と類似しているために認められず、「血圧を正常に保つことを助ける食品です」と、まわりくどい表現が求められる。「カルシウムは骨粗鬆症を防ぎます」というように、病名を出して予防効果を示すのも禁止だ。また、明らかに食品の形状であることが条件となり、錠剤とカプセルがはずされた。

このように、まだまだ強かった食品の機能表示への抵抗感から、トクホの効果を立証する研究には医薬品レベルが要求された。その結果、承認を得るためには長期間の研究と莫大な費用を要し、ベンチャーが手を出せない大企業の独占領域になってしまった。

1993年に発売されたトクホ第1号は、アトピー性皮膚炎の患者向けにたんぱく質を酵素分解した低アレルゲン米の「ファインライス」(資生堂)、次が慢性腎不全の患者向けの「低リンミルクL.P.K.」(森永乳業)。成人病の予防という当初の目標からは、だいぶかけ離れたスタートである。何かと厳しい門出になった。

トクホ成立10年後の2001年には、**「保健機能食品制度」**ができた。従来のトクホに加え、あらたに**「栄養機能食品」**が創設され、2つを合わせて「保健機能食品」と総称するようになった。2009年、厚生労働省から消費者庁に移管されて現在に至っている。

栄養機能食品は、高齢化や食生活の乱れで、身体の健全な成長と発達、健康維持のために必要な栄養成分を摂れない場合、補給の目的で摂取する食品と定義されている。国の定めた規格基準に合っていれば、許可申請や届け出の必要はない。ビタミン12種（ナイアシン、パントテン酸、ビオチン、ビタミンA、ビタミンB1、ビタミンB2、ビタミンB6、ビタミンB12、ビタミンC、ビタミンD、ビタミンE、葉酸）とミネラル5種（亜鉛、マグネシウム、鉄、銅、カルシウム）に関し、たとえば「カルシウムは骨や歯の形成に必要な栄養素です」というように、栄養成分の機能の表示ができる。2015年4月からは、オメガ3系脂肪酸、カリウム、ビタミンKの3種が加わった。

アメリカの外圧で解禁されたサプリメント

厚労省の「2019年国民生活基礎調査」によると、国民の2～3割が**「サプリメント」**を利用しているという。解禁はトクホの5年後だから健康食品としては新参者だが、健康ブームの波に乗って急速に浸透し、あっというまに身近な日用品になった。

アメリカからの市場開放と規制緩和の外圧に応じ、サプリメントが解禁されたのは

1996年。1998年にハーブ類、1999年にミネラル類、2001年からはアミノ酸の販売が許可された。

サプリメントはアメリカの「ダイエタリー・サプリメント」の略語。「栄養補助食品」と訳される。アメリカで1994年に施行された「栄養補助食品健康教育法（DSHEA）」では、ダイエタリー・サプリメントを「ビタミン、ミネラル、ハーブ、アミノ酸のいずれかを含み、通常の食事を補うことを目的とするあらゆる製品」と定義し、分かりやすいラベル表示を義務づけた。この法律によって、それまで医薬品と食品の中間で曖昧な存在だった栄養補助食品が医薬品に準じたものとして、効果・効能を表示して販売できるようになり、全米を席巻する大ブームが起こった。

日本でのサプリメントはあくまで食品扱いで、病気の予防や治療効果はうたえない。形状は錠剤とカプセルが中心だが、飲料やスナック菓子などもある。なかには前述した栄養機能食品のサプリメントも含まれるが、その多くは法律上の定義のない「いわゆる健康食品」である。したがって、「お肌も体もみずみずしく！」「エネルギッシュな毎日を！」といった、何に役立つのかを曖昧にぼかす、遠回しな表現しかできない。

しかし、この曖昧さが逆にポイントなのである。ユーザーは行間を読み、過大な期待をしがちになる。「視機能を改善します」よりも「はっきり！」「くっきり！」と大きく印刷してあるほうがインパクトが強く、往々にしてより高い訴求力を発揮する。また、たとえば「朝からすっきり！」は、朝の目覚めがよい場合と、朝に快便がある場合の2つが読み取れ、効果を読み違えてもそれは自己責任。メーカーに責任を問うことはできない。巧妙なやり口である。

「皇潤」という高級サプリメントを覚えてはいないだろうか？　以前、故八千草薫と三國連太郎が「頑張りましょう」「健やかに軽やかに」「歩いて行きましょう」などと呼びかけるテレビCMをシリーズで放映していた。名優2人の演技力と貫禄はさすがで、見ていて気持ちのよいCMだったが、いったい効能は何なのか、私にはまったく分からなかった。てっきり長生き系サプリメントと思っていたら、実はひざ関節の軟骨成分であるヒアルロン酸が主成分だったので驚いたことがある。これに限らず、医薬品でなくても健康に関わる製品なのに、あまりにイメージ優先が横行していることには恐怖心すら抱いてしまう。

もっともあやしさを感じるのが、男性向けの活力系サプリメントである。ネット上に数ある販売サイトのコピーを読んでも、「オトコの自信と元気を取り戻す！」「男性のバイタリティある毎日に！」といった、調子のいいキャッチコピーばかりで、実際のところ何が起こるのか不明。これって、不安や焦燥につけ込んではいないだろうか。

薬じゃないけど効果抜群？　過熱するサプリメント市場

サプリメントは本来の目的である足りない栄養を補うタイプより、もっと元気になれるとうたうタイプ、新顔の成分を使ってめざましい働きをうたうタイプ、病気や体調の改善をうたうタイプのほうが圧倒的に多い。「がんがたちまち治る」と主張する悪質な商品もあり、フードファディズムの温床になりやすいカテゴリーでもある。

成分を濃縮したり、医薬品と同じ成分を使った製品も多いので、食品だからと安心して何種類も併用すると、過剰摂取や服用中の医薬品との相互作用で思わぬ健康被害に見舞われることもあるそうだから、ご用心だ。

実際、「抗がん効果がある」「免疫力を高める」をうたった**アガリクス**（ブラジル原産のキノコで日本名カワリハラタケ）には信頼できる実験データがなく、有効性が確認されていない。そのうえ、ラットを使った試験で抗がんどころか、逆に発がんを促進する作用が認められた。人に対してただちに健康被害を引き起こす結果ではないものの、がん患者が一縷の望みを求めて購入する高価なサプリメントだったから、みな裏切られたとショックを受けたことだろう。許しがたい背信行為である。

2001年から2004年にかけて厚労省が行った調査では、病気にかかっている人は健康食品と民間療法に1人当たり1年に20万8000円も費やしていた。そのうちがん患者の2人に1人は健康食品を利用し、その6割を占めたのがアガリクスだった。

黎明期のヒット商品としては、まず新顔ハーブが主成分の**ダイエット・サプリメント**が挙げられる。脂肪を燃焼させ、空腹感を抑える（以下すべて効能の「とされる」は省略）

「ガルシニア」、糖の吸収を抑える**「ギムネマ」**が代表格だ。脂肪分の多い料理や甘いお菓子を食べすぎても「なかったこと」にしてくれるダイエット・サプリメントは、数あるダイエット中もっとも簡単で、かつ革命的な方法。以降、「ダイエットサプリ」は一大ジャンルとして発展していく。

1960年代のはじめ、甲状腺ホルモン剤が痩せ薬として乱用され、死亡事故が起きたことがある。ガルシニア、ギムネマともに、国立健康・栄養研究所『「健康食品」の安全性・有効性情報』の評価は「信頼できる十分な情報が見当たらない」になっている。残念ながら少しの効果もなさそうだが、危険でないだけよいと思わなければならない。飲んでどんどん痩せるサプリメントがあったら、それは毒である。

ほかに注目を浴びた新顔ハーブのサプリメントには、リラクゼーション効果が得られる「セントジョンズワート」、風邪を予防する「エナセキア」、脳を活性化して記憶力の低下を防ぐ「イチョウ葉」、排尿障害を癒やす「ノコギリヤシ」がある。なかでも古代からヨーロッパの伝統医学で利用され、アメリカでは抗うつ剤の代替サプリメントとして浸透していたセントジョンズワートは、鳴り物入りで売り出された。

病気や体調の改善をうたうタイプでは、ひざ関節の動きをよくする**「グルコサミン」**、肝臓を強くする**「ウコン」**、骨や肌の健康を保つ**「コラーゲン」**、血圧とコレステロールを下げる**「キチン・キトサン」**などが初期からの人気商品だった。

見た目は薬だが食品なので手に取りやすく、薬以上に霊験あらたかに感じさせるサプリメントは、急速に普及した。研究開発にトクホのような費用と時間がかからないため、医薬品メーカー、食品メーカー以外からの参入も増えた。2021年の市場規模は、1兆円を超えている。

しかし、しょせんは食べ物。いまも人気のグルコサミンだが、『健康食品』の安全性・有効性情報」の評価は「人においては、グルコサミン硫酸塩の摂取が骨関節炎におそらく有効であり、重篤で慢性的な骨関節炎の痛み緩和には効果がないことが示唆されているものの、その他の有効性については信頼できる十分な情報が見当たらない」と、多少はあるかもしれない程度だ。お肌プルプル効果があるといわれるコラーゲンの場合、あるコラーゲン飲料に「うるおう」という表記があり、何がうるおうかをメーカーに確認したところ「喉がうるおうんです」と答えたという、笑うに笑えない話もある。

健康意識が高い人ほど、効き目を信じて本当に症状が改善する心理的作用、いわゆるプラセボ効果が働くのではないだろうか。ある研究では、高価なサプリメントほどプラセボ効果が出やすかった。「鰯の頭も信心から」は、現代社会では健康食品をもっとも的確に表現することわざかもしれない。

一世を風靡したアンチエイジングのサプリメント

ダイエットサプリと並び、一大ジャンルを確立したのが**アンチエイジングのサプリメント**である。

最初に爆発的ブームを起こしたのが、**「コエンザイムQ10**（キューテン）」だった。コエンザイムは「補酵素」と訳され、「ユビキノン（ラテン語の「ユビキタス（いつでもどこにでも存在する）」に由来）」の別名もある。もともと人の体内で作り出され、全身に存在してエネルギー生産に欠かせない重要な物質だが、20歳を過ぎると生産能力が低下するため、サプリメントで補おうというわけだ。

コエンザイムQ10はもともとうっ血性心不全の治療薬として1974年、世界に先駆けて日本で発売された歴史がある。1990年代からは欧米各国で老化防止サプリメントとして定着し、アメリカのサプリメント市場では長年売れ行き1位だった。

日本では2001年に食品としての販売が認可されたが、人気に火がついたのは2004年。テレビの健康バラエティー番組が「奇跡のサプリメント」と呼んで次々と取り上げ、「強力な抗酸化力を持つ」「肌のしみ、しわを防ぐ」「冷え性とむくみを改善する」「肥満を解消する」「運動能力を向上させる」「細胞が甦る」「疲れにくくなる」「心臓の働きを高める」といった効果が紹介されると爆発的に売れはじめた。

ドラッグストアでは予約から入手できるまで3カ月待ち、原料が足りなくなって製造を中止するメーカーも現れる騒ぎになった。数ある商品のなかで頭1つ抜け出たのは、ビタミンEやコラーゲンなども補足し、美容効果を強力に打ち出した「Q10AA」(資生堂薬品)。シニア女性の熱烈な支持を得て、ついにはコエンザイムQ10を配合した美容クリームや美容液も登場した。

2005年、ポスト・コエンザイムQ10として浮上したのが、**「α-リポ酸」**。やはり補酵素の一種である。糖質を燃焼させて体脂肪を減らす効果がある「中年太りの救世主」と健康バラエティー番組が報じ、突如として人気が爆発。一時はドラッグストアの店頭から消えた。

サントリーウエルネスの大ヒット商品、**「セサミンEX」**の健康食品としての発売は、1993年と早かった。当初は購入対象を酒を飲む成人男性に絞ったが、バブル崩壊後に飲み屋に閑古鳥が鳴いていた頃だったのでタイミングが悪く、まるで売れなかったという。注目されたのは、1990年代後半に健康バラエティー番組が、ごまに含まれるセサミンには抗酸化作用があると紹介したのがきっかけだった。2000年に販売を通販に切り替えてからじわじわ知名度を上げ、2008年には利用者が100万人を突破した。以来、知名度において「若々しくなる」サプリメント王者の座に君臨している。

人気の背景には、冒険家の三浦雄一郎はじめ、阿川佐和子、矢沢永吉など著名スターを起用したCMと、「年齢を、あきらめない。」というキャッチフレーズがある。どの部分にどう効くかなどの細かい解説よりも、シンプルに明るく、爽やかに心身の若返り効果を表現することが優先される。ただ、実年齢よりはるかに若く見える有名人が体験や人生哲学を語るCMからは、元気がもらえると同時に「年をとってはいけない」という圧力も漂ってきて、普通に年をとるのが悪いことのように感じさせないか、心配になる。

2003年頃から「アミノサプリ」（キリンビバレッジ）、「アミノバイタル」（味の素）、「燃焼系アミノ式」（サントリー）、「アミノカルピス」（カルピス）、「アミノダイエット」（アサヒ飲料）といった**アミノ酸ドリンク**がブームになっていた。アンチエイジングのサプリメントでは一足遅れ、**「オルニチン」**がブームになったのは2010年。シジミに多く含まれるアミノ酸の一種で、古くから疲労回復に効くと言い伝えられるシジミパワーを強力に打ち出した結果、新顔成分と伝統的な食養生が結びついて思わぬ大ヒットにつながった。

2011年、「アンチエイジングの切り札」と呼ばれ、彗星のように現れたのが**「レスベラトロール」**。赤ワインやブドウの皮に含まれるポリフェノールの一種で、老化を防ぐ長寿遺伝子の**「サーチュイン」**を目覚めさせて寿命を伸ばし、生活習慣病や認知症を予防すると、いっとき話題騒然になった。

現在、サーチュイン遺伝子は研究中で、レスベラトロールの有効性も確認されていない。

もし、サーチュイン遺伝子の活性化に成功したら「人生120年時代」が本当に実現し、老いない体のまま最後を迎えられるようになるかもしれない。ハイパー高齢化社会の到来だ。そうなると、100歳まで働かなくてはならないだろう。そんな未来は想像するだけで恐くなる。

ついに健康が国民の義務に！「トクホ」の時代がやって来た

1991年に誕生したトクホだが、普及するには思いのほか時間がかかった。最初の大ヒット作は、1999年2月発売の**「健康エコナクッキングオイル」**（花王）、機能表示〈ヘルスクレーム〉は〈内臓に脂肪がつきにくい〉だった。通常の食用油より体のなかで燃えやすく、体脂肪になりづらい「ジアシルグリセロール」を主成分にした食用油で、普通のサラダ油と同じように使う。花王の行った実験では1日10グラムを3カ月摂取後、腹部の内臓脂肪が17％、皮下脂肪が5％低下した。発売直後から話題になり、すぐ品薄になる人気ぶりを見せた。

エコナが菓子やドリンクなどの嗜好品ではなく、日用食品の油だったことには意味がある。家庭に浸透したおかげでトクホ自体が一般に認知されるようになり、他の製品に与える影響も大きかった。トクホマークがついていれば安心という意識も根づき、やっと「トクホで売れる」時代がやって来た。

時代の空気も、ますます健康志向が強まっていった。２０００年、「**21世紀における国民健康づくり運動**（通称「健康日本21」）」という健康増進プロジェクトがはじまり、生活習慣病を予防し、健康寿命を延伸するための具体的な施策が定められた。成人の食生活における目標設定は、次のように非常に細かく、かつ厳しいものだった。

- 適正体重（ＢＭＩ22が標準）を維持する。
- １日当たりの脂肪エネルギー比率を20～25％にする。
- １日当たりの食塩摂取量を10グラム未満にする。
- １日当たりの野菜摂取量を３５０グラム以上にする。
- カルシウムに富む食品（牛乳・乳製品、豆類、緑黄色野菜）の摂取量を牛乳・乳製品１３０グラム、豆類１００グラム、緑黄色野菜１２０グラム以上にする。
- 自分の適正体重を認識し、体重コントロールを実践する。
- 朝食を食べる。
- １日最低１食は、きちんとした食事を、家族等２人以上で楽しく30分以上かけてとる。
- 外食や食品購入時に栄養成分表示を参考にする。
- 自分の適正体重を維持することのできる食事量を理解する。
- 自分の食生活に問題があると思う場合は、改善に努める。

これだけのことを実践するには、前提としてゆとりのある生活と働き方、収入がないとまず不可能だ。そちらを保証するのが先だと、物言いをつけたくなる。それに単身者には「2人以上で楽しく30分」は酷である。

2003年には**「健康増進法」**が施行された。この法律は、第一章総則の第二条（国民の責務）で「国民は、健康な生活習慣の重要性に対する関心と理解を深め、生涯にわたって、自らの健康状態を自覚するとともに、健康の増進に努めなければならない」と規定している。

ついに日本人は自己責任をもって、健康管理に努めて健康になることが義務になってしまった。方向は違ったが、戦時中の兵力・労働力増強をめざした「国民体力法」や「産めよ、殖やせよ」の国策スローガンを思い出さずにはいられない。

2008年4月には**「特定健診・特定保健指導」**が義務化された。生活習慣病の予防と改善を目的とし、メタボリックシンドローム（内臓脂肪症候群）に着目した健診であることから通称**「メタボ健診」**と呼ばれる。40歳以上、74歳未満のすべての男女が対象で、それまでの相談型指導から、介入型指導に転換したのが特徴だ。

なお、「メタボ」は肥満の同義として使われて流行語にもなったが、医学的な定義は、内臓脂肪型肥満をきっかけに、脂質異常、高血糖、高血圧となる状態である。健診では腹囲が女性は90センチ、男性は85センチ以上で、脂質異常・高血糖・高血圧のうち2つ以上を合併すると、メタボリックシンドロームだと判定されて「動機付け支援」または「積極的支援」を受け、内臓脂肪の減量をめざさなくてはならない。

一方、2013年にスタートした「健康日本21（第2次）」資料によると、20歳代女性に占める痩せの者（BMI18・5未満）の割合が、なんと29％にも上った。この数字から見えてくるのは、女子は体重を気にして食べなさすぎている現実。痩せすぎは、はっきりと不健康な状態である。この国のムードは、ダイエットや痩身に傾きすぎたのではないだろうか。

吹き荒れる「メタボ特需」、トクホ飲料が大ヒット

2001年、保健機能食品制度の創設で、錠剤とカプセルがトクホとして認められるようになった。この頃になると、〈食後の血糖値を気にする方に〉の「ヤクルト蕃爽麗茶」（ヤクルト本社）、〈血圧が高めの方に〉の「カルピス酸乳／アミールSカロリーオフ」（カルピス）、〈カルシウムが骨になるのを助ける〉初のトクホ納豆「金のつぶ　ほね元気」（ミツカン）、〈歯を丈夫で健康にする〉ガム「リカルデント」、〈血中コレステロールを低下させる〉ウインナー「ワンデイバランス」（日本ハム）……と、トクホもずいぶんバラエティー豊かになってきた。

エコナに次ぐトクホの大ヒット作は、2003年発売の**「ヘルシア緑茶」**（花王）、機能表示は〈体脂肪が気になる方に〉だった。それまでのトクホ茶は血糖値の上昇を抑制するタイプが主流だったが、高濃度に配合されたカテキンが肝臓の脂質代謝を活発にさせ、内臓脂肪が減るのを助けるタイプ。この年の国民健康・栄養調査では、30〜60代男性の3割がBMI25以上の肥満に該当することが判明しており、心当たりのある男性が飛びついたものらしい。コンビニを中心に爆発的に売れた。

なお、身長170センチの人の場合、BMI25は体重72・3キロ。腹回りが気になりはじめた程度で、これで肥満と判定されるのはなかなか厳しい基準である。それまでダイエットとは縁遠いと思われていた、ややぽっちゃり型の中高年男性がトクホ購買の金脈になることが分かり、健康食品業界はさらに活気づいた。

「中高年男性の2人に1人は、メタボリックシンドロームとその予備軍」と厚労省が発表した2006年5月8日の1週間後、**「黒烏龍茶」**（サントリー）が発売された。〈脂肪の吸収を抑える〉トクホ茶である。もともとウーロン茶は食べ物の油を流してダイエット効果があるといわれていたが、「ウーロン茶重合ポリフェノール（OTPP）が腸内で脂肪を分解する消化酵素の働きを阻害し、脂肪の吸収を抑えて余分な脂肪を体外に排出し、食後の中性脂肪の上昇を抑制する」という科学的根拠がついた。

サントリーの担当部署は、厚労省が発表したショッキングなニュースを、神風が吹いたと喜んだらしい。発売からわずか3週間で、初年度目標の半分に当たる100万ケースを売り上げた。ごく初期からトクホ開発を手がけ、1993年には整腸作用のある乳酸菌飲料「ヨーグリーナ」を発売したが鳴かず飛ばず。1995年には一世を風靡した「鉄骨飲料」をトクホに格上げしたが、明るくポップに機能性をうたうCMが流せなくなり、逆効果で売り上げが下降。そんなサントリーにとって、黒烏龍茶は起死回生のヒットになった。

OTPPはウーロン茶の色素成分でもあり、濃度を上げると色が濃くなる。黒ごま、黒米、黒大豆など、黒い食品には体にいいというイメージがあり、色を強調したネーミングもヒットの要因になった。中国4000年の歴史を押し出したテレビCMと、「黒烏龍茶来たる」「中性脂肪に告ぐ」という重々しいキャッチコピーもいかにも効きそうで、油っこい食事のとき思わず飲みたくさせた。

以来、トクホに**「メタボ特需」**が吹き荒れた。「コーヒー豆マンノオリゴ糖」が体脂肪を低減するボトルコーヒー「ブレンディ香るブラック」(味の素ゼネラルフーズ)、中性脂肪を低下させるEPAとDHAを配合したヨーグルト風味飲料「イマーク」(日本水産)、食後の血清中性脂肪の上昇を抑える「グロビン蛋白分解物」を配合した「ナップルドリンク」(エムジーファーマ)と「グロビンONE」(ヤクルト本社)、苦み成分のカテキンがコレステロールを低下させる「引き締まった味カテキン緑茶」(伊藤園)、ゴマペプチドが血圧の上昇を抑える「胡麻麦茶」(サントリー)……と激戦状態になった。

承認されたトクホの数は、1993年の13品目にはじまり、1998年の126品目から2001年は289品目と急増し、2007年には800品目を超えた。2007年のトクホ製品を機能別に分類すると、〈お腹の調子を整える〉が60％、次が〈コレステロールが高めの人に・食後の中性脂肪を抑える・体脂肪をつきにくくする〉で15％、〈血圧が高めの人に〉が8・5％、〈血糖値が気になる方に〉が7％になっている。トクホ以外でも糖質・カロリー・脂肪すべてゼロの食品と飲料がブームになるなど、世の中にはメタボ旋風が吹き荒れていた。こうして、国の健康政策は食べ物の流行に直結し、企業を潤してくれる。

とはいえ、しつこいようだが、トクホはあくまで食品。医薬品のような強い効果があるはずはないし、ヒトを使った試験では、コレステロール、中性脂肪、体脂肪、血圧、血糖値のすべてがやや高めの被験者が推奨されている。したがって、高めの人には効果があっても、正常値の人に同じ効果があるとは限らない。その効果も、はっきりいって、ほんのちょっぴり。むしろ、トクホを摂っている安心感で食べすぎるほうがよほど危険だ。

バランスのよい食事と適度な運動、休養に気をつけたほうがメタボ対策に役立つはずだが、人は食べるだけ、飲むだけのお気楽方式に流れるもの。おなかの脂肪を落とすことをうたった「ナイシトール85」や高コレステロールを低下させる「ドルチトール」（ともに小林製薬）など、処方箋がなくても買えるOTC医薬品（以前は「大衆薬」や「市販薬」

と呼ばれた身近な薬）も、脱メタボのブームで勢いづいた。

エコナショックを救った史上初のトクホコーラ

２００９年9月、トクホ愛用者にとって衝撃的な事件が起こった。〈体に脂肪がつきにくい〉をうたって人気を獲得した「エコナ」シリーズの販売自粛と出荷停止が発表されたのである。その前年から、精製油から検出される「グリシドール脂肪酸エステル」が、発がん性物質の「グリシドール」に変化する可能性があることが、ヨーロッパで問題視されていた。それを受け、花王が自主的に分析した結果、グリシドール脂肪酸エステルが一般の油より多く含まれていることが分かったためだ。

エコナシリーズは発売以来、食用油だけでなくマヨネーズやドレッシングなど12種59品目に増え、どの家にも1種あるくらい普及していたから、消費者のショックと怒りは大きかった。発表から2日間で９０００件の問い合わせが花王に殺到したそうだ。

当時は民主党政権ができたばかり。消費者及び食品安全担当の福島瑞穂内閣府特命担当大臣はエコナ問題に積極的で、消費者の絶対的な「味方」だった。それでも安全性に確信を持っていた花王だが、世論に応じて10月8日、トクホを返上して関連商品の生産・販売を中止。エコナは永遠に姿を消した。

国が安全性でもお墨付きを与えたエコナに起こった思わぬ騒動で、トクホ市場はしばらく停滞した。2008年のリーマン・ショック以降、企業が広告費を抑制したことも停滞の原因になった。

弾けたトクホバブルを再生させたのが、2012年4月発売の**「キリン メッツ コーラ」**（キリンビバレッジ）だった。トウモロコシ由来の食物繊維「難消化性デキストリン」を配合し、糖質ゼロで炭酸強め。〈食事の際に脂肪の吸収を抑える〉史上初のトクホコーラだった。

テレビCMは『あしたのジョー』がモチーフで、バーガー、ピザ、ポテトチップスを食べながらコーラを飲む矢吹丈に、「何考えてんじゃあ」と丹下段平が叫ぶ。すかさず「おっさん、これトクホのコーラだぜ」とジョー。減量中のボクサーでもこれさえ飲めば食べたものをチャラにでき、体重が増えないと誤解させるメッセージだと批判も浴びた。が、コーラなのにトクホという意外性で中高年男性だけでなく若者と女性も取り込み、発売後5カ月で1億本を売り上げた。

トクホブームは再燃し、同じく難消化性デキストリンの働きで〈脂肪の吸収を抑える〉トクホコーラ「ペプシスペシャル」（サントリー）がすぐに追随。コーヒー豆に含まれるポリフェノール「クロロゲン酸」の働きで〈脂肪を消費しやすくする〉「ヘルシアコーヒー」（花王）、やはり難消化性デキストリン配合だが〈食後の血糖値の上昇を抑える〉「三ツ矢サイダープラス」（アサヒ飲料）、1本で脂肪の吸収を抑えて糖の吸収をおだやかにするダブル機能の「からだすこやか茶W」（日本コカ・コーラ）、野菜に含まれるポリフェノールの「ケルセチン配糖体」ですでについてしまった体脂肪を減らす「伊右衛門特茶」（サントリー）、コーヒー豆マンノオリゴ糖で〈脂肪の吸収を抑える〉缶コーヒー「ボスグリーン」（サントリー）など、新顔が続々と発売された。もともとお茶やコーヒー、コーラはリラックス効果や覚醒効果を伴う嗜好飲料だから、さらに健康効果が足されることに違和感はなかった。

２０１５年にはトクホ史上初のノンアルコールビール、〈糖の吸収をおだやかにする〉**「サッポロプラス」**（サッポロビール）が登場した。カロリー、糖質、プリン体もすべてゼロの、明らかにメタボと糖尿病、痛風患者とその予備軍向けの商品だった。ところが、未成年者のアルコール摂取の引き金になる可能性があり、トクホとして好ましくないと消費者庁からクレームがついたのである。悪影響が出ない配慮が必要という条件付きで許可された結果、缶に「この製品は満20歳以上の成人の飲用を想定・推奨しています」と表示されたが、通常のノンアルコールビールより割高なこともあり、ティーンエージャーはわざわざトクホを買わない気もするので、取り越し苦労の表示のように見える。

こうして２００円以下で購入できるトクホ飲料が豊富になったおかげで特別感が消え、トクホは日用品と化していった。

難消化性デキストリンとは、兵庫県の松谷化学工業が特許を持つ食物繊維。整腸作用、食後血糖の上昇抑制作用、食後中性脂肪の上昇抑制作用、血清脂質の低下作用、体脂肪低減作用、ミネラル吸収促進作用の6機能を有し、2020年4月時点でトクホ製品全体の約37%に利用されている。

2023年6月現在、トクホ食品の数は1000件を超えているが、こうして関与成分から見ていくと、思ったほどのバリエーションはない。下手をすると、違う機能性が表示してあるトクホ食品を1日に何種か食べていても、全部が同じ成分を使っている可能性もないではない。私たちは冷静になる必要があるだろう。

健康より経済優先？「機能性表示食品」制度スタート

2015年4月、**「機能性表示食品」制度**がスタートした。トクホと保健機能食品に続き、健康への効果を表示できる3番目のカテゴリーである。

その最大の特徴は、トクホと違って国が安全性、機能性の審査を行わないこと。国の定めるルールに基づいて、事業者が食品の安全性と機能性に関する科学的根拠など必要な事項を、販売60日前までに消費者庁長官に届け出れば、機能性の表示ができる。生鮮食品を含め、すべての食品が対象だ。

認可には費用も時間もかかるトクホに対し、中小企業が参入しやすくするアベノミクスの成長戦略のひとつで、機能性表示のハードルをぐっと低くする大幅な規制緩和だった。

モデルにしたのは、企業責任で体のどこに、どのように効くかの表示ができるアメリカのダイエタリー・サプリメントである。2013年に行った機能性表示の解禁スピーチで、安倍晋三首相が「目指すのは『世界並み』ではありません。むしろ『世界最先端』です。世界で一番企業が活躍しやすい国の実現。それが安倍内閣の基本方針です」と高らかに宣言したように、健康食品関連企業の活性化が目的だった。

表示については、「糖尿病の方におすすめです」「風邪を予防します」というように、疾病の予防や治療効果を暗示する用語はNG。だが、生活習慣病中心のトクホより表示範囲は格段に広がり、睡眠やストレス、疲労といった数値では計りづらい不調、肌の張りや保湿など美容関連の効果もうたえ、目、おなか、肌、ひざ、関節、肝臓といった体の特定な部位を挙げて、効果が表示ができるようになった。使用される機能性関与成分も飛躍的に増えた。

「残らない生活」「思い出す力」「余分なモノを溜めない」といった意味不明なほのめかしや遠回しのキャッチコピー、「ぐるぐるぐるぐるグルコサミン」と歌いながらひざをまわすようなイメージ広告に惑わされずに、ユーザーにとってはっきり効果が分かるメリットは大きい。が、本当に企業まかせで安全性は大丈夫か？　生鮮食品や加工食品も含まれるなら世の中、健康食品だらけになって異常な健康ブームが起こるのではないか？　心配、懸念は多かった。

だれでもいつでも科学的根拠と安全性が検索できる

機能性表示食品には、トクホのようなマークはない。パッケージの目立つ場所に「機能性食品」の文言と届出番号、届け出た機能性が表示されている。より詳しい情報を知りたいときは、消費者庁ウェブサイトの**「機能性表示食品の届出情報検索」**に商品名または届出番号を入れるだけで、メーカーがどんな方法で科学的根拠を評価しているか、安全性がどう証明されたのかを簡単に調べることができる。

科学的根拠を説明する資料は、①最終製品を用いたヒト試験、②最終製品に関する研究レビュー、③最終製品ではなく機能性関与成分に関する研究レビューの3種類。このうちヒトを使った臨床試験がもっとも効果の程度が分かりやすく、いちばん信頼できる。だが、人気の高いダイエットサプリの「カロリミット」を調べてみたところ、被験者は男女20名と少なく、試験回数は2回だけ。これで本当に効果を証明してよいのか、もやもやしてしまった。機能性表示食品の購入前には、ぜひこのサイトでチェックするとよいと思う。

フードファディズム研究の高橋久仁子群馬大学名誉教授によると、当初届け出された①は実験方法や被験者の設定、結果の解釈などに疑問を持たざるをえず、②と③は研究レビューに採用された論文が掲載されていないため、効果の程度を知るには自分で取り寄せるしかなく「たったこれだけで、機能性の科学的根拠とするのかとの感を拭えない」と述べている（『ZAITEN』2015年10月号）。

たとえば「脂肪の吸収を抑える」と書かれているならば、かなりの量の吸収が抑えられるように受け取りがち。だが、500㎖入りのペットボトル1本に難消化性デキストリンを5グラム添加したトクホコーラの場合、根拠になったヒト実験の論文を読むと、飲まなかった群より飲んだ群のほうが0・22グラム糞中脂質量が多いだけだった。この些細な結果を理由に、大きく宣伝していることになる。どれくらいの効果か正確に消費者に伝えないのは、大問題である。やっぱり自分で検索してみる必要がありそうだ。

トクホですらそうなのだから、機能性表示食品は推して知るべしで、「トクホ未満」「ゆるトクホ」「トクホ二軍」と悪意で呼ばれることも多かった。それでも誕生してから9年目の2023年、届け出総数は6500件を超え、コンビニでもスーパーでも、もう見慣れた存在になっている。大きな問題も健康被害も起こらず、一般食品のなかに溶け込んだ印象だ。センセーショナルなブームが来ることを恐れていた私としては、ちょっと拍子抜けすると同時に、安心もしている。日本人は長く続いた健康ブームのなかで成長し、そうやすやすとは宣伝文句に乗らないクールさを身につけてきたのかもしれない。

やっぱりひざに効かなかったグルコサミン

2022年、機能性表示食品に使用される機能性関与成分で最多だったのが「GAB

A」。難消化性デキストリン、DHA、EPA、乳酸菌、トクホでは使われない成分の「ルテイン」、「ブラックジンジャー由来ポリメトキシフラボン」などが続いた。

GABAは正式名「γ-アミノ酪酸」というアミノ酸のひとつで、ストレスを低減する、睡眠の質を高める、疲労を軽減する、高めの血圧を下げる、中性脂肪とコレステロールの上昇を抑制するなど、複数の異なる効果がある。コロナストレスの影響もあって、メンタル面への期待から不動の人気成分になった。現代人が抱える悩みにジャストフィットし、2021年だけで85件のGABA製品が届出受理されている。食べたり、飲んだりすることがストレス解消になるのは当たり前だが、食品成分でストレスが軽減できる時代が来ることは想像もしなかった。

ほかにも疲労感を軽減し、頭の冴えと注意力が改善する「ヒスチジン」、睡眠の質の改善とリラックス効果がある「L-テアニン」も人気。睡眠の質とは、具体的には寝付きがよくなり、途中で目覚めずにぐっすりよく眠れ、朝すっきり目覚められることだ。ルテインはさまざまな目の病気の改善に役立ち、ブラックジンジャー由来ポリメトキシフラボンは中高年の歩く力を維持し、BMIが高めの人の腹部の脂肪を減らす効果があるとされる。

機能性表示食品制度で世間をあっと驚かせたのが、**生鮮食品**の表示が可能になったことである。果物第1号が「β-クリプトキサンチン」の働きで〈骨の健康に役立つ〉「三ヶ日みかん」、野菜第1号が〈骨の健康が気になる方に〉の「大豆イソフラボン子大豆もやし」

だった。

成分を外から添加するのではなく、自然に含有する生鮮食品では、同じ種類でも成分量が１つずつ異なり、季節や天候の影響を受けやすい。サプリメント、加工食品より科学的な確認作業が難しいため、届出数はぐっと少なめだ。ほかに目立ったところでは、「リンゴ由来プロシアニジン」が〈内臓脂肪を減らす〉りんご、ＧＡＢＡの働きで〈高めの血圧を低下させる〉バナナ、「リコピン」が〈血中ＬＤＬコレステロールを低下させる〉トマト、「クエン酸」が〈疲労感を軽減する〉レモン、「イミダゾールペプチド」が〈日常生活で一時的な疲労感を軽減させる〉鶏むね肉などがある。

２０１７年に外食チェーン初の機能性表示食品として話題になったのが、**吉野家**の「サラシア入り牛丼の具」、略して「サラ牛」。たれに「サラシア由来サラシノール」を配合して、〈食事から摂取した糖の吸収を抑え、食後の中性脂肪の吸収を減らす〉と表示した。吉野家はその後、通販商品に食後の中性脂肪の吸収を減らすペプチドを配合した「ペプ牛」、自律神経バランスを整え、血圧低下をサポートするＧＡＢＡを配合した「ＧＡＢＡ牛」も加え、２０２２年7月にはこれも外食チェーン初のトクホとなる「トク牛サラシアプレミアム」を発売した。ダイエットやヘルシーという価値観からもっとも遠いところにいた和風ファストフードの雄、吉野家の牛丼にもついに健康の波が押し寄せた格好だ。トク牛のコアユーザーは、50代の男性だという。

2020年8月、**「キリン iMUSE（イミューズ）」**（キリン）が免疫機能ではじめて届出が受理された。コロナ禍の真っ最中に**「免疫ケア」**のインパクトは強力だった。

受理当時のラインナップは飲料とサプリメントの2タイプ。すべて〈健康な人の免疫機能の維持に役立つ〉とする「プラズマ乳酸菌」を1000億個含有する。それでは、健康でない人には効かないのかと突っ込みたくなるが、ブランドサイトには規則正しい生活、適度な運動、栄養バランスのよい食事、休養を十分とったうえでプラズマ乳酸菌を「続けることが大切！」とある。ということは、私のような悪い生活習慣の人間が頑張って毎日摂ったとしても、免疫ケアは保証外なのかもしれないと、しゅんとしてしまった。

2017年の半ばから、グルコサミン関連製品が次々と姿を消しはじめた。複数の企業が消費者庁に提出していた機能性表示食品の届出を撤回したためだ。かねてより科学者、医者から「ひざに効かない」と囁かれていたが、その効果を完膚なきまでに否定する論文が、国際的に権威の高い『ブリティッシュ・メディカル・ジャーナル』に掲載されたのが発端だった。

論文は、信頼性の高い方法で行われた21の論文を分析した結果、どの年齢、性別、痛みと関節炎の程度の患者に対しても効果がなかったと結論している。ひざの軟骨成分にとってたしかにグルコサミンは重要だが、口から摂取したグルコサミンがそのまま軟骨細胞に届くことはありえないとする生理学の常識が、医学的に証明されたわけだ。ここまでいわれると、プラセボ効果も起こらなくなりそうなものだが、ところがどっこいで、グルコサミン単体ではなく複数の成分を配合した製品はいまも人気が高い。

保健機能食品がこれだけ普及したのだから、今後求められるのは、賢く活用するための消費者教育などの**システム作り**ではないだろうか。なにしろ現状は、機能性表示食品だけでも、サプリメント、加工食品、生鮮食品が入り乱れてカオスになっている。保健機能食品全体をきちんと整理し、機能性をもっと分かりやすく正確に分類し、余計な期待はせずに自分の健康に益するものが選べるようになれば、本来の目標である生活習慣病の予防と改善、ひいては国民の健康寿命の伸長に近づくはずだ。たとえば機能別に保健機能食品が整然と並べられた専門ショップができれば、選びやすいと思う。

免疫を向上させ、メンタルも上げる「腸内環境改善」大ブーム

21世紀になって、健康づくりに重要視されるようになったのが**「腸内環境」**である。善玉菌を増やし悪玉菌を減らして**「腸内フローラ」**のバランスを改善する生きた微生物**「プロバイオティクス」**が、おなかの具合と便通をよくするだけでなく、発がんリスクを軽減したり、免疫機能を高めて感染症を予防したり、高コレステロールや高血圧、高血糖を予防・改善したり、アレルギーを抑制したりと、多様な働きをすることが一般にも知られるようになった。

人の腸内には500〜1000種類、1000兆個の細菌叢が生態系を形成している。それを多様な花が咲く花畑にたとえたのが、腸内フローラという美しい名前。腸は脳に次いで神経細胞の数が多く、腸と脳は緊密に連携していて脳の働きや感情、認知能力にも影響を与えることも分かり、いまでは腸は「第2の脳」と呼ばれている。

プロバイオティクスの代表が、**ビフィズス菌**と**乳酸菌**。そこから一歩進んで、菌株が大切なことも分かってきた。栄養バランスのよい食生活、適度な運動と十分な休養でプロバイオティクスは自然に増えていくが、現代人にとって規則正しい生活は存外難しい。また、加齢によってビフィズス菌は減少し、悪玉菌の代表である大腸菌、ウェルシュ菌が増える。若くても高脂肪食品の食べすぎや喫煙など、生活習慣の乱れで腸内環境は悪化することから、「腸年齢」「腸能力」という絶妙な呼び名も生まれた。コロナ禍で腸内環境への関心がさらに高まり、「自分の腸年齢を意識し、腸食で腸能力を高める腸活で腸内フローラを改善」するのが、いまのトレンドになっている。

イモ類や根菜、キノコ、海藻、こんにゃく、穀類など食物繊維が豊富な食材と、味噌、納豆、漬物など発酵食品をたくさん食べる昔ながらの和食は、善玉菌にとって絶好の餌になったが、洋風化で肉食の比重が増えた現代の食生活では、どうしても不足しがち。そこで市販の食品で摂りましょうと、各種さまざまな製品が登場してきた。

そのなかでも、ブームを何度か繰り返してきた**ヨーグルト**に、「バブル」と呼ばれる戦後最大の爆発的ブームが到来し、2023年の現在も進行中だ。

2000年代に入って最初に流行したのが、**「カスピ海ヨーグルト」**。名前はなんとなく少しあやしかったが、長寿の研究で知られる京都大学名誉教授、家森幸男が旧ソ連時代にジョージアから栄養分析のため持ち帰り、紹介したのがはじまりで、フジッコが製品化した。多くのヨーグルトではブルガリア菌、サーモフィラス菌、ビフィズス菌が種菌なのに対し、クレモリス菌FC株から作られ、粘りがあるのが特徴。この粘りが免疫力を活性化させると、注目を浴びた。また、2000年にはピロリ菌を抑制する効果があるとされる乳酸菌を用いた「明治プロビオヨーグルトLG21」(明治)が発売されている。このふたつが菌種の能力に着目し、ヒットしたヨーグルト第1号である。

2005年前後から、**「植物性乳酸菌」**がにわかにスポットライトを浴びた。野菜や豆など植物を餌に増殖する乳酸菌で、これで発酵させるのが漬物や味噌だ。日本人の体質に合い、塩分や酸分の多い過酷な環境ですくすく育つため生きて腸まで届く力が強く、免疫力アップ効果が高いとうたわれた。続いて、2011年の「塩麹」にはじまる伝統的発酵食品の再評価も、腸活ブームにつらなる現象だった。

同じ頃、**「機能性ヨーグルト」**の大ブームが起こり、現在も続いている。きっかけは、「明治ヨーグルトR-1(現「明治プロビオヨーグルトR-1)」」、雪印メグミルク「恵 Megumi 長くとどまるガセリ菌ヨーグルト」「恵 Megumi 生きて届けるビフィズス菌ヨーグルト」、森永乳業「森永ビヒダスヨーグルトBB536」など、菌種名や菌株名を打ち出した製品を各社が続々発売したことだった。なかでも、使用される乳酸菌1073R-1が「免疫力を高めてインフルエンザを予防する」とテレビで報道された2012年から、R-1は冬に品薄が続くモンスター商品になった。

2010年にトクホ取得のヨーグルトが現れ、2015年からは機能性表示食品のヨーグルトも急増。スーパーのヨーグルトコーナーに並ぶカップ入りヨーグルト、飲むヨーグルトの種類には圧倒されるばかり。表示する機能性もおなか関連ばかりでなく、「記憶力を維持する」「目と鼻の不快感を緩和する」「血管のしなやかさ維持に役立つ」「尿酸値の上昇を抑える」「歯と歯ぐきの健康が気になる方に」「口内フローラを良好に」「紫外線から肌を守る」「睡眠の質向上」……と百花繚乱だ。

ヨーグルトが不老長寿食としてはじめて話題騒然になったのは、大正時代のはじめ。日本初の瓶入りヨーグルトと乳酸菌飲料「醍醐素」が発売されたのは1917年（大正6）のことである。醍醐素はカルピスの前身で、キャッチコピーは「千古の強壮料」だった。100年前の日本人がヨーグルトに抱いた夢を、いま私たちも追っているのである。

第4章

科学は食と健康にどれだけ役立ってきたのか

科学と医学と食。
古くから切っても切れない関係である。
戦争や自然災害などで
未来の食を見通すことが
難しくなっている今日だが、
そのなかで「フードテック」への期待は
世界的に高い。
巨大ビジネスとしても注目を集めているが、
フードテックは何よりも
社会と環境の課題の解決にこそ
役立たなければならないだろう。

注目集める「フードテック」

２０１５年、国連で**「持続可能な開発目標（ＳＤＧｓ）」**が採択されたことを機に、その達成に向けての手段として**「フードテック」**に注目が集まっている。食（フード）と科学技術（テクノロジー）を組み合わせた造語で、市場規模は世界で約７００兆円に上るといわれる。この分野では後れをとっていた日本だが、２０２０年４月、農林水産省が「フードテック研究会」を立ち上げ、10月には「フードテック官民協議会」が設立された。

現在、ＡＩ（人工知能）、ロボット技術、生命情報科学、ＩｏＴ（すべてのモノをインターネットにつなぎ、相互に情報交換する仕組み）などの先端テクノロジーを応用した食料生産と食品加工、調理やサービスが急速に発達しつつある。

たとえば、各個人の病歴や日々の健康状態に合わせて最適化したサプリメントを調合して提供する、動物の細胞から肉を人工的に培養する、植物工場で野菜の栄養分をコントロールしながら栽培する、等々。これまでは考えられなかったイノベーションの数々が生み出され、カバーする領域は多種多様。ほかにも、健康分野の「ヘルステック」、女性の健康に特化した「フェムテック」、農業分野の「アグテック」、睡眠の質を改善・向上させる「スリープテック」など、さまざまなテック関連ビジネスが生まれている。ここにきて急速に「テック」バブルが到来した様相だ。

フードテックは巨大ビジネスであると同時に、食をめぐる社会と環境の課題を解決することが期待されているが、科学技術は本当に地球と生物を救い、人類によりよい食をもたらすことができるのだろうか。

「守り」から「攻め」に、健康法の転換

細胞から肉を培養などと聞くと、自分とは縁遠い最先端科学に感じてしまいそうになるが、もともと科学と医学と食とは、古くから切っても切り離せない関係にある。さかのぼれば江戸時代に日本の医学の主流だった漢方でも、栄養や消化を配慮することによって病気を予防し、元気な状態を保つ**「食養生」**を大切にした。

「養生」とは、人が本来持っている元気を使いすぎないように戒め、病気にならないよう摂生に努める**「守り」の健康法**だった。それが現在のように、栄養価が高く、機能性を有する食べ物を積極的に摂ることによって現状以上の体力と体格、知力までを獲得しようとする**「攻め」の健康法**に変わっていくのは、蘭方医学（オランダ医学）の影響が強まった幕末からだった。

明治になると、新政府は欧米各国から近代科学を取り入れて、医療にはドイツ医学を採用し、科学と医学的見地にもとづいた食の改革を進めていった。なお、「科学」は「サイエンス」の訳語として、明治期の啓蒙思想家・西周《にしあまね》が使った言葉とされる。西はほかに

も、「哲学」「知識」「概念」「芸術」「心理学」など、私たちがいま使っているたくさんの言葉を考案した。

文明開化で肉食が解禁されると、**「牛鍋」**が大ブームになった。ぶつ切りの牛肉を味噌または醤油ダレで煮ながら食べる、すき焼きのルーツである。「牛鍋食わねば開けぬ奴」のフレーズで有名な仮名垣魯文《かながきろぶん》の『安愚楽鍋《あぐらなべ》』（１８７１年〈明治４〉）は、はやりの牛鍋店に集まる客の雑談から文明開化の世相をおもしろおかしく描きだした小説である。「西洋好《ずき》の聴取《ききとり》」に登場する西洋かぶれの男は、現代語にするとこんなことを喋っている。

「牛は至極結構な味ですなあ。この肉を知ったら、もうイノシシやシカは喰えやしない。こんな清潔なものを、なぜいままで食べなかったんだろうと思うね」「遅れた奴らが、肉食すると神仏に手を合わせられない、穢れるだのと、わけの分からない野暮をいうのは窮理学を理解しないいからで、そんな田舎者には福沢の書いた**肉食之説**でも読ませたいよ」

「窮理学」は、西洋の学問全般、とくに物理学を指す言葉だったが、この場合はサイエンス全般。清潔なことを強調しているのは、肉を食べるとけがれると考えられていたからで、この男はそんな非科学的な迷信を信じる人々を「時代遅れ」と馬鹿にしている。

『肉食之説』とは、福沢諭吉が１８７０年（明治３）に肉食と牛乳普及のために執筆したパンフレットである。どうして肉を食べなければならないかを説くくだりは、「人間は雑食動物だから肉類だけ、植物だけの食生活では必ず心身とも虚弱になって、突然の病で亡

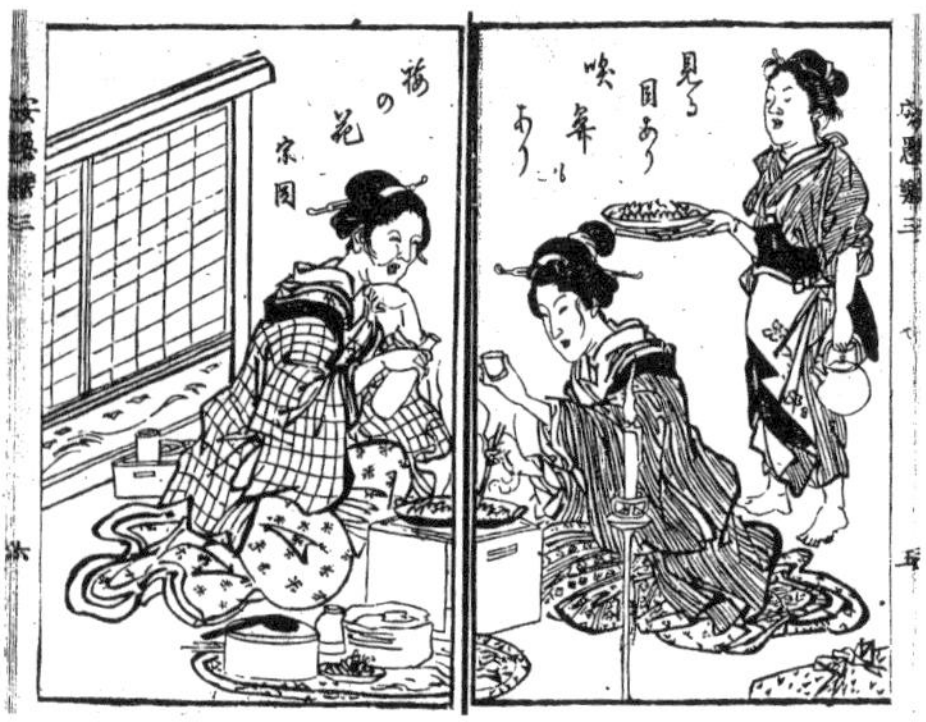

仮名垣魯文（野崎文蔵）著『安愚楽鍋：牛店雑談 一名・奴論建』3編 上,下,誠至堂,明4-5序. 国立国会図書館デジタルコレクション https://dl.ndl.go.jp/pid/882305（参照 2023-04-24）

くなったり、生きていても甲斐のない病身になったりと、人生の楽しみが得られない。日本人は古来からより穀物と草木を常食し、肉類はめったに食べなかったから栄養が偏って病弱の人が多くなってしまった」と、比較的おだやかな書きぶりなのに対して、**牛乳**の褒めちぎり方は熱烈。

「牛乳の効能は牛肉よりさらに大きい。熱病や結核はむろん、心身虚弱な人すべてに欠かせない妙薬だ。牛乳を飲んで体力・気力を養わなければ、どんな良薬も役に立たない。まさに万病に効く薬である」「牛乳の用い方に心を配れば、不治の病が治って不老長寿が実現し、身体が健康に、精神が活発になり、はじめて日本人としての名誉を辱めずにすむ」

福沢先生には申し訳ないが、いまなら法的に完全アウトの誇大広告。だが、これにもっともらしい科学的な説明をほんの少し足せば、いまでも「いわゆる健康食品」で普通に通用するレベルではないだろうか。健康食品の宣伝文句での科学性は、150年前からあまり変わっていない。

マクロビオティックのルーツ「化学的食養長寿論」

こうして明治のはじめ、肉と牛乳がスーパーフードとして奨励されて以来、科学と医学的見地にもとづいた健康食と健康法がたくさん出現した。

明治期に生まれた健康法のうち、もっともインパクトが強く、現代に大きな影響を与えたのが、１章でも紹介した石塚左玄の創始した**食養運動**だった。マクロビオティックをはじめ、自然食、玄米正食、粗食など、菜食中心の健康法の大半は食養運動がルーツである。石塚は陸軍少将薬剤監の要職をつとめた医師・薬剤師。退役後の１８９６年（明治29）に発表した『化学的食養長寿論』で、福沢諭吉の雑食動物説と真っ向から対立する「人類穀菜食動物説」を唱えた。その根拠は人間の歯とあごの形状。すりつぶすための臼歯20本、かじるための門歯８本、噛みきるための犬歯４本の比率に準じ、食事は穀物62・5％、野菜・果物・海藻25％、肉と魚12・5％の割合が最適とした。

これだけでもユニークだが、さらにユニークなのが**「夫婦アルカリ論」**。食事はカリ塩（カリウム化合物のことで、植物性食品に多いとする）とナトロン塩（動物性食品に多いとするナトリウム化合物）が夫婦のように釣り合うべきとし、日本はナトロン塩が多い環境なので、カリ塩の多いヨーロッパをまねて肉食する必要はない。人は風土に合ったものを食べるべきだと主張した。石塚が健康食として推奨したのが、**玄米**だ。

いまではトンデモに聞こえる夫婦アルカリ論だが、石塚の信奉者にはインテリ層が多く、なかには科学者もいた。おそらく当時の行きすぎた欧化主義に疑問と反発を感じていた人々に、石塚の思想と食養の手法は説得力のあるものとして響いたのだろう。実際に玄米主体のバランスのよい食事で、健康を取り戻した人も多かったのだと思う。

その代表が、新種の赤痢菌やネズミが媒介する鼠咬《そこう》症スピロヘータを発見した細菌学者の二木《ふたき》謙三。玄米菜食で病弱な体質改善に成功した経験をもとに戦前から代表的玄米論者として普及のため活躍し、戦後は石塚の食養を継承するため設立された「日本綜合医学会」初代会長に就任した。同会の7代目会長をつとめた元国立健康・栄養研究所理事長の渡邊昌は、現在「メディカルライス協会」理事長としてコメ機能を医学的見地から解明し、健康増進に役立てる活動を行っている。

玄米菜食や自然食には**近代科学・西洋医学の否定**と**東洋的な自然崇拝**が見え隠れして、科学的合理性とのミスマッチがある。それなのに、ほかにも食養の後継者には高名な科学者、医者に事欠かない。

石塚の弟子で、マクロビオティック創始者の桜沢如一《ゆきかず》は、夫婦アルカリ論のナトロン塩を陽に、カリ塩を陰に置き換えて陰陽の調和を重視し、独自の理論に発展させた。桜沢はそれを「無双原理」と名づけ、「マクロビオティックはたんなる自然食ではなく、宇宙の秩序、自然界の法則としての根本原理（公理）に基づいた、人間が真の幸福に至る道の一つの入り口」だと述べている。こうなると、健康法を超えて神秘主義かスピリチュアルの世界に近く、カルト的でもある。

だが、古典的な陰陽思想とはひと味違う、科学的な装いをまとった自然食や玄米菜食もあるから厄介だ。エスカレートすると玄米菜食でがんや子どものアトピー性皮膚炎が完治するといった話になってしまい、非常に危うさを感じる。米アップル社創業者の1人であるスティーブ・ジョブズのように、最初はマクロビオティックの食事療法ですい臓がんを治そうとしたがかなわず、悪化して転移につながった例もある。発育期の子どもに野菜しか与えなければ、栄養障害を引き起こしかねない。

血液型・遺伝子・脳科学は三大疑似科学

疑似科学とは、一見すると科学のようで実は科学ではないもの。エセ科学、ニセ科学ともいう。「トンデモ」の別名（愛称）もある。身近なところで疑似科学の古典と呼ばれるのが、**血液型性格判断**だ。さすがに信じている人は少なくなったと願いたいが、いまだに何型か聞かれることがあって、「A型」と答えると「意外と几帳面なんですね」などと納得されたりする。血液型と性格との相関関係は心理学研究で否定されており、本人の意思ではどうにもならない血液型で人を分類し、性格を決めつけるのは社会的差別に通じ、倫理的にも正しくない。なお、現在のような血液型による性格分類を確立したのは、1970年代に『血液型人間学』や『血液型愛情学』といった血液型本を旺盛に執筆し、ベストセラーにした文筆家の能見正比古とされる。

1990年代からは、**遺伝子**と**脳科学**関連が流行した。人間の性格や行動のパターンを決定づけるのはすべて遺伝子のせいと結論づけたり、脳を「男脳」と「女脳」に分けたり、「ゲーム脳」と少年犯罪を関連づけたりはするのは、血液型と同様に典型的な疑似科学とされている。

平成期、日本人の脳科学好きに火をつけたのは、その名も『脳内革命』（春山茂雄、サンマーク出版）という一冊の本だった。プラス思考と食事（納豆を脳活性化食品の筆頭とする）、運動、鍼灸、瞑想などで「脳内モルヒネ」の分泌を促せば自然治癒力が高まり、老化を防止すると主張した健康本である。1400万部以上も売れ、1996年の年間ベストセラー総合1位に輝いた。のちにオカルト的だ、著者経営のヘルスクラブ入会や健康食品購入に誘導するバイブル本だと批判されたが、のちに身近な事象や社会問題を脳科学から分析・説明する書籍が続出し、脳科学者のスターが次々と現れるきっかけになった。健康食品でも「幸せホルモンを増やす」といったような、脳科学ばやりに便乗した商品の人気は根強い。認知症関連商品も、その仲間だといえる。

1952年にアメリカで出版された疑似科学に関する古典的名著『奇妙な論理Ⅰ――だまされやすさの研究』（ハヤカワ文庫NF）は、「食物のあぶく流行」として「断食療法」、「完全咀嚼法（フレッチャリズム）」、「反牛乳主義」、「菜食主義」、「人智学と細菌による土の活力化」、「ハウザー食」を挙げて解説している。

日本でも断食療法が大正時代、完全咀嚼法は昭和初期、反牛乳主義は早くも明治中盤に現れ、ハウザー食は戦後最初に大ブームになった健康食品だった。日本もアメリカに負けず劣らず、疑似科学食品の歴史は長いのである。また、聞くからにミステリアスな、人智学と細菌による土の活力化という案件は、疑似科学として近年批判の的になっている**「EM菌」**とそっくりだ。

人智学はオーストリア生まれの神秘思想家、ルドルフ・シュタイナーが創始した一種の精神運動で、環境保護や有機農業にも深く関わっている。EM菌はもとは土壌改良材として開発された微生物資材だったが、どんどん疑似科学化して放射能の無害化をはじめ、ほぼ万能の効果がうたわれるようになった。水質浄化が目的ということだが、EM菌を混ぜた泥団子を集団で川や海に投げ込むというオカルト的イベントが行われるなど、精神運動めいているところも人智学に似ている。

ここで幅を利かせるのが、1章で詳述した**「自然＝善、人工＝悪」**のコードだ。EM菌の場合、手つかずの自然ではなく、科学で自然を取り戻せると思わせるのが人を惹きつける魅力であり、侮りがたいところでもある。科学に強いと思っている人も、なぜかこの手の疑似科学にはコロッとだまされてしまいがちな傾向がある。ジョブズのように、通常医療ではなく「自然治癒力や免疫力の活性化」をうたう代替医療や民間療法で心身の不調を治そうとする頭のいい人、あなたのまわりにいないだろうか？　その根底には、**現代文明と西洋医学への根強い不信感**がある。サブカルとオカルトの相性がよいように、カウンターカルチャーと疑似科学も親和性が高い。

もう見過ごせない！ 声を上げはじめた科学者たち

健康食品は、以前から疑似科学のパラダイスだった。1990年代からの健康ブームでますますエスカレートし、「カラオケと柿の種はガンに効く」（『週刊現代』1999年9月11日号）などという突飛な説まで登場するようになった。カラオケはナチュラルキラー細胞を25％活性化し、柿の種の着色料にはがん抑制効果があることを医学、薬学の専門家が説く特集記事である。

カラオケと柿の種が実はがんの特効薬だったという話は読んで楽しいし、実際にがんを治そうとしてカラオケに通いつめ、柿の種を食べまくる患者もいないだろうから、実害は少なかったろう。

この手の疑似科学を、あまりにもバカバカしいものとして多くの科学者は無視してきた。しかし、2000年代になるとテレビ番組で大きく取り上げられたり、大手メーカーの宣伝材料に使われたり、学校の授業に採用されたりと、社会に大きな影響を与えるようになってきた。インターネットの普及も、いかがわしい疑似科学が広がるのに大きく寄与している。そんな状況に科学者や科学ジャーナリストが、トンデモと笑っているだけではすまされない、もう見過ごせないと声を上げはじめた。

トンデモの一例が**「水からの伝言」**。水に「ありがとう」などのよい言葉をかけたり音楽を聴かせたりすると、凍らせたとき美しい樹枝状結晶ができるのに対し、「ばかやろう」などの悪い言葉をかけた場合は結晶ができないというものだ。水は無生物だから言葉や音楽に反応しないのは常識以前の常識で、荒唐無稽な疑似科学なのだが、なんと全国の小学校で道徳授業の教材に使われた。水は言葉の影響を受けることが実験で確かめられた→人体のほとんどは水でできている→言葉は体内の水に影響を与える→友人にはよい言葉を使いましょう、という筋書きだったという。理科の授業でなくても看過できないと、科学者がいっせいに批判した。

疑似科学による**ニセ医学**になると、被害はもっと深刻だ。もっとも危険なのが、がんは食事療法や放置療法で治るとするケースである。がんのように命に関わる病気ではないが、アトピー性皮膚炎の標準治療であるステロイド外用薬の使用をかたくなに忌避し、奇跡の効能をうたった高額のサプリメントやクリーム、ある種の水や入浴剤で治そうとして、逆にひどく悪化させた例も多い。ステロイドの危険性を煽って代替治療に勧誘する商法は**「アトピービジネス」**と呼ばれ、ニセ医療の典型のひとつである。

疑似科学がのさばる健康食品の世界

人気の高い健康食品では、ひざ関節の痛みをやわらげるとうたう**グルコサミン**と**コンドロイチン**、お肌が潤うとうたう**コラーゲン**、ダイエット・美容・健康に万能効果をうたう

酵素は、すべて疑似科学とされる。

グルコサミンとコンドロイチンが人の軟骨に含まれているのは事実だが、外から摂取しても体内で分解されて、ひざ関節の成分になることはありえない。それ以前に、口から摂取しただけで体内での合成が変わるのなら、人の体は摂取したものがそのまま組織の一部になってしまう。多くのグルコサミン商品はエビとカニの殻が原料のため、甲殻類アレルギーの人が知らずに摂取し、逆に健康被害を起こすことも少なくない。

コラーゲンも同様だ。加齢とともに肌のコラーゲンが失われていくのは確かだが、コラーゲンをいくら食べても、肌のコラーゲンは増えない。髪の毛が薄くなったからといって、髪の毛を食べても効果がないのと同じ原理である。酵素も口から摂取すると消化されてアミノ酸に分解されて吸収され、体内で活性を保たないことは科学の常識だそうだ。コラーゲンたっぷりの料理を食べたあと、お肌がつるつるになったと感じるのは、錯覚というわけだ。ちょっと残念。

最近はやりのものでは、**水素水**がある。タレントの藤原紀香が、結婚式の引き出物に水素生成器を配ったことでも有名になった。体を酸化させる活性酸素を除去して老化を防ぐ、ダイエットと美肌効果があるといわれるが、科学的根拠は実証されていない。毒にも薬にもならない、ただの水の可能性もあるが人気は堅調で、日本分子状水素普及促進協会が関連商品の認証も行っている。

毒になりそうなのが、ひところ話題になった**「血液クレンジング」**である。静脈から血液を抜き、オゾンを混ぜて体内に戻すというもので、アトピー性皮膚炎からがんなどの難病まで、万病に効くとうたう。オゾンを混合すると、血液が鮮やかな赤色になって、血液がクレンジングされたように錯覚させるという。オゾンを使った療法は戦前から存在する古典的な疑似科学で、米ＦＤＡ（アメリカ食品医薬品局）はオゾンの医療用使用を禁止しているそうだが、日本では自由診療として行われている。１回数万円と高額だ。

アメリカで大ブームになり、日本でも実践者が増えつつある**「グルテンフリー」**はどうだろう。小麦グルテンは日本では麩の原料になり、マクロビオティックではグルテンミートを植物性のたんぱく源として利用する。そのグルテンが、突如として体と頭のあらゆる不調を招く元凶になってしまった。世界のグルテンフリー市場は拡大の一途で、２０２４年には約１００億米ドルに達する見込みだそうだ。

ところが、腸の免疫疾患であるセリアック病患者と小麦アレルギーを持つ人、グルテン過敏症の人以外に、グルテンフリーが健康に好影響があると実証されたデータはない。むしろ、むやみにグルテンフリーを行うと小麦に含まれるビタミンB群や鉄などのミネラル類、食物繊維が不足する恐れがある。米が主食の日本ではアメリカのような爆発的な流行はないだろうし、このブームに乗って米粉消費を促進しようとする動きがあり、日本の食料自給率向上にとっては好都合だが、あらゆる人に対して「グルテンフリーは体によい」

が疑似科学なのは確かなようだ。

なぜ人はあやしげな理論にたやすくだまされてしまうのか？

健康食品や代替医療を試す前に、それが疑似科学かどうかファクトチェックするのには、明治大学科学コミュニケーション研究所が運営する「疑似科学を科学的に考えるサイトGijika.com」が役に立つ。「疑似科学的と思われる主張」の科学性の度合いの評価を通して、ちまたに溢れるフェイクを的確に見抜く科学リテラシーが身につくように構成されている。記述があまりにも素っ気ない国立健康・栄養研究所の『「健康食品」の安全性・有効性情報』より読み物としてもおもしろい。

それにしても、人はどうして疑似科学に惹きつけられてしまうのか。科学リテラシー、認知科学などを専門に研究する明治大学科学コミュニケーション学部教授の石川幹人は、**人々があやしげな理論に簡単にだまされる理由**を進化心理学からこう説明している。まず前提として、人類は進化の過程で同じ共同体の人間がいうことを疑わず、信じたほうが生存戦略として有利だったことから本来、身近な人を信じやすい生き物。だから科学的な根拠よりも「〇〇さんが使っている」のほうを信用してしまう。健康食品の広告に利用者の声が載せられるのはそのためだ。

また、人間は自分の信じていることと矛盾する証拠を無視したり、批判的な声や事実に耳を傾けないだけでなく、自分の信じていることを裏付ける事例や証拠にばかり目を向け、認知する傾向がある。逆に、自分にとって都合の悪いことは忘れてしまう。これを**「確証バイアス」**といい、疑似科学が社会に広がる要因になっている。

理科教育の影響も大きいそうだ。日本の理科の授業は、仮説を立てて実験することより、結果を学ぶことに重点が置かれてきた。そのため多くの人が「科学は正しい」と思い込んでいる。とくに物事を疑うことに慣れていない、いわゆる学歴エリートの人ほど疑似科学をうのみにしがちだという。

『ニセ科学を見抜くセンス』（新日本出版社）、『暮らしのなかのニセ科学』（平凡社新書）などの著書がある理科教育の専門家、左巻健男によると、ニセ医学はアトピーが治る、がんにならないなど病気の不安心理につけ込み、疑似科学の衣で科学っぽい雰囲気を出し、体験談や仮説的な説明で根拠があるように装う。メディアを通して広まるあやしい健康情報は、シンプルで直観的で分かりやすく、いったんあるニセ医学がよいと思うと、あとは確証バイアスが働いてますますはまっていく。陰謀論にはまるのと同じようなプロセスだ。

疑似科学、ニセ医学でだまそうという商品には、説明にいくつかのキーワードが見られるという。「波動」「共鳴」「抗酸化作用」「クラスター」「エネルギー」「活性」「免疫力」「即効性」「万能」「天然」などだ。これらの言葉があったら、あやしい可能性が高い。

どれもあるあるで、思わず納得してしまった。同じ言葉が科学にあっても、疑似科学では意味が変えられたりしているそうだ。気をつけよう。

食品安全委員会は2015年12月に、**健康食品について19のメッセージ**を国民に向けて発表した（164ページ）。

読み終わったら、健康食品がみな体に悪そうに感じてきた。少なくとも疑似科学をこれ以上はびこらせないためには、機能性と安全性に信頼のおける商品を選ぶようにしたい。人の評判だけで売っている「いわゆる健康食品」は避け、最低でも科学的データのある機能性表示食品を買うのはひとつの手だ。

SDGsから考える食品ロスと食品不足問題

国連で**SDGs**が採択されてから、**「食品ロス」**を減らすことが社会課題として広く共有されるようになった。SDGsの目標12「つくる責任、つかう責任」には、2030年までに小売・消費段階における世界全体の1人当たりのフード・ウェイストを半減させ、収穫後の損失などの生産とサプライチェーンにおけるフード・ロスを減少させることが掲げられている。日本では国民運動として推進するため、2019年に「食品ロス削減推進法」が施行された。

健康食品についてのメッセージ

①「食品」でも安全とは限りません。
②「食品」だからたくさん摂っても大丈夫と考えてはいけません。
③ 同じ食品や食品成分を長く続けて摂った場合の安全性は 正確にはわかっていません。
④「健康食品」として販売されているからといって安全ということではありません。
⑤「天然」「自然」「ナチュラル」などのうたい文句は「安全」を連想させますが、 科学的には「安全」を意味するものではありません。
⑥「健康食品」として販売されている「無承認無許可医薬品」に注意してください。
⑦ 通常の食品と異なる形態の「健康食品」に注意してください。
⑧ ビタミンやミネラルのサプリメントによる過剰摂取のリスクに注意してください。
⑨「健康食品」は、医薬品並みの品質管理がなされているものではありません。
⑩「健康食品」は、多くの場合が「健康な成人」を対象にしています。 高齢者、子ども、妊婦、病気の人が「健康食品」を摂ることには注意が必要です。
⑪ 病気の人が摂るとかえって病状を悪化させる「健康食品」があります。
⑫ 治療のため医薬品を服用している場合は「健康食品」を併せて摂ることについて 医師・薬剤師のアドバイスを受けてください。
⑬「健康食品」は薬の代わりにはならないので医薬品の服用を止めてはいけません。
⑭ ダイエットや筋力増強効果を期待させる食品には、特に注意してください。
⑮「健康寿命の延伸（元気で長生き）」の効果を実証されている食品はありません。
⑯ 知っていると思っている健康情報は、本当に（科学的に）正しいものですか。 情報が確かなものであるかを見極めて、摂るかどうか判断してください。
⑰「健康食品」を摂るかどうかの選択は「わからない中での選択」です。
⑱ 摂る際には、何を、いつ、どのくらい摂ったかと、 効果や体調の変化を記録してください。
⑲「健康食品」を摂っていて体調が悪くなったときには、 まずは摂るのを中止し、因果関係を考えてください。

（出所）食品安全委員会「いわゆる『健康食品』に関するメッセージ」より筆者作成

国際連合食糧農業機関（ＦＡＯ）は２０１１年、世界で生産されている食料の３分の１が食べられずに廃棄されている現状を公表した。ＦＡＯの定義では、フードサプライチェーンを前半と後半に分けている。前半の生産から流通までの食料廃棄が「フード・ロス」で、冷凍・冷蔵保存や輸送などのインフラが整っていない途上国で起こりやすい。後半の小売、食品製造業、外食産業、家庭での消費で出る食料廃棄が「フード・ウェイスト」。ウェイストには浪費、無駄という意味があり、先進国に多く見られる。ＳＤＧｓは、前半を減少、後半を半減しようとしている。

日本では前半と後半を分けず、まとめて食品ロスと呼んでいる。ひらたくいえば、本来は食べられるのに、捨てられてしまう食品のことだ。日本の食料自給率（カロリーベース）は長年40％を割り込んでいて、食べるものの多くを海外からの輸入に依存しながら、国民全員が**1年当たり1人40キロ以上**、ご飯に換算すると毎日茶碗１杯分を捨てている計算になる。外国からせっせと買っては、ガンガン捨てる。あまりにも、もったいない。

２０２２年11月、国連は世界人口が80億人を突破したと発表した。日本は少子高齢化の人口減少社会だが、世界に目を向ければアジアとアフリカで人口が増え続け、２０３７年に90億、２０５８年には１００億に達する見通しだ。

２０２３年現在、公正に分配されれば世界人口を養うのに十分な食料が生産されている。なのに、世界には飢餓に苦しむ人がたくさんいる。新型コロナウイルスの影響で**飢餓人口**

は増加し、2021年には8億2800万人、約10人に1人の割合になった。ロシアによるウクライナ侵攻で、食料供給はさらに悪化している。健康的な食事を入手できない人は31億人を超え、うち9億人がアフリカのサハラ砂漠以南に住んでいる。生産されている食料が先進国に集中しているのが、途上国の飢餓を増やす原因のひとつだ。こんな矛盾と不公平に、私たちの食品ロスはつながっている。

「もったいない」を減らすためにできること

日本の**食料自給率**はどうしてこんなに低くなってしまったのだろうか。1965年の73%から1975年に54%と、短期間で急速に低下したあと、1985年は52%、1995年は43%と下がり続け、2000年代に入ると37～40%の横ばい状態。政府は45%まで上げる目標を掲げているが、一向に上がらない。

下がった要因のひとつは、高度経済成長による所得の上昇で食生活が大きく変化したことだった。完全自給が達成できていた米の消費量が減少する一方で、輸入穀物で飼育する畜産品、輸入大豆や菜種から製造する油脂類の消費が大幅に増えた。ご飯が主体でおかずは魚と野菜を少しだけの質素な食生活から、ご飯はそこそこに、肉と油脂類もちゃんとバランスよく食べるようになると、自給率が右肩下がりになってしまったのである。貿易黒字を抱えていたので、足りないものは外国から買えばいい、そのほうが安いという姿勢を続けた結果、日本は**食料輸入大国**になっていた。栄養の質と量のそろった食事を手に入れたかわりに、食料自給力を手放したのである。

ロシアによるウクライナ侵攻の影響で小麦とトウモロコシ価格が高騰した2022年、**食料安全保障**への関心と、あまりにも低い食料自給率への危機感がにわかに高まった。個人ができることは少ないように感じるが、みながご飯をもう少し食べるだけで自給率は向上するし、食べ残しを減らすのも有効な手段だ。

毎年、農林水産省と環境省が発表する食品ロスは、事業系（製造業、卸売業、小売業、外食産業）と家庭系に分けられている。2018年は事業系324万トン、家庭系276万トン、合計600万トン、2019年は事業系309万トン、家庭系261万トン、合計570トン、2020年は事業系275万トン、家庭系247万トン、合計522万トンだった。運動の成果だろう、着実に減っている。

直近の数字を見てみると事業系53%、家庭系47%と拮抗している。家庭から出る食品ロスは思った以上に大きいから、ひとりひとりの努力は小さいようでいて、まとめれば大きな成果を生むのである。

家庭で出るのは、食べ残し、冷蔵庫に入れたまま期限切れを迎えて手つかずなまま捨てる「直接廃棄」、野菜の皮を厚くむきすぎるなどの「過剰除去」が内訳である。最近は**「てまえどり」**が浸透してきたが、スーパーやコンビニの棚の奥から日付の新しいものを取るのが常識だったくらい、日本人は鮮度にこだわる。そのため、日本の商習慣では製造日から賞味期限の3分の1を過ぎるとメーカーが出荷できなくなり、3分の2を過ぎると店頭から撤去され、卸やメーカーに返却されて廃棄されてしまう。

また、おいしく食べられる期限である**「賞味期限」**と、安全に食べられる期限である**「消費期限」**を混同して、まだ食べられるのに賞味期限が過ぎると捨てられることも食品ロスを増やしている。

1997年に期限表示に変更されるまで、食品衛生法における日付表示は製造年月日だった。製造されてから日が経ったものは、目で見て、臭いを嗅いで、ちょっとなめてみたりして確認し、消費者の責任で食べたものだが、期限表示に変わって製造者が責任を負うようになった。そのため食べ物が傷んでいるかどうか、五感で判断できない人が増えているという。

食品ロスのことを考えると、太平洋戦争中と敗戦直後の過酷な食料難を思わずにはいられない。カボチャは種まで、サツマイモは蔓や葉まで余すことなく食べ尽くし、米は精白すると無駄が出るため白米は禁止され、昆虫、野草、ドングリなど、未利用資源を探し出しては毒がなければなんでも食べた。食品ロスは限りなくゼロに近かっただろう。当時の料理書や女性誌の料理記事を読んでいると、知恵と工夫でなんとか食いつなぎ、生きのびた人々の努力が伝わり、食べ物を捨てるなんて本当に申し訳ないと思ってしまう。

遺伝子組換え食品とゲノム編集食品、どう違うのか？

遺伝子組換え食品が日本に上陸してから4半世紀を超えたが、抵抗を感じている人はまだ多いのではないだろうか。

遺伝子組換えとは、ある生物の特定の性質を持った遺伝子を取り出して他の生物に組み込み、それまでにない新しい性質を持つ生物をつくりだす技術。1996年、厚生省（当時）にはじめて遺伝子組換え作物の安全性評価指針ができ、9月にアメリカ産大豆・ジャガイモ各1品種、アメリカ産トウモロコシ2品種、アメリカ・カナダ・ベルギー産菜種各1品種、計7品目について安全性を確認したとして、輸入が解禁された。最初に輸入された7品目は、害虫を防ぐために殺虫毒素を出す微生物の遺伝子を組み込んだ**「害虫抵抗性作物」**と、特定の除草剤に強い土壌細菌の遺伝子を組み込んだ**「除草剤耐性作物」**の2種類だった。

このとき、メディアの報道は危険性ばかり述べ立て、不安を煽るものが圧倒的に多かった。トウモロコシに小麦の遺伝子を入れるといった、どちらも植物で人間が長く食べてきたもの同士ならまだ抵抗感は小さかったかもしれないが、植物に微生物の遺伝子を組み込むと聞くと、いくら安全だといわれても、どうしても気味悪さを感じさせた。疑似科学でもスターになるくらい遺伝子大好きな日本人だから、なおさらだった。

複数の農薬を散布していた除草作業のコストと手間を軽減する、殺虫剤を使う必要がなくなるなどの**ベネフィット**にはふれられず、安全性は本当に大丈夫なのか、組換えられた遺伝子が人間と生態系に悪影響を与えないか、**リスク**ばかり強調された。「遺伝子操作は人間がふれてはいけない神の領域」「人間が自然を改変すれば、必ず自然は人間に復讐する」といった抽象的、哲学的な論調も多かった。こうした文明批判に胸がキュンとする人は一定数いる。遺伝子工学によって作り出された食品は英語で「フランケンフード」と呼ばれるなど、あたかもモンスター的な食べ物のイメージが流布され、植えつけられて、いまに至っている。

従来の掛け合わせによる品種改良には長い時間がかかるのに対し、遺伝子組換え技術を用いればきわめて短期間で作物の品質を向上させ、栄養価を高めたり、成長を早めたりもできる。農業に革命的な効率化をもたらし、現在、世界で栽培される大豆の8割が遺伝子組換えだ。日本へは大豆、トウモロコシ、菜種が大量に輸入され、醤油や食用油、家畜飼料に使われている。消費者の忌避感が強いため、いまのところ納豆や豆腐には使用されていない。

一方、**ゲノム編集**は、生物の遺伝情報が書き込まれているDNAなどを人為的に改変する。2012年に発表された**「クリスパー・キャス9《ナイン》」**という手法を用い、遺伝子の狙った部分を切断して変異を起こし、特定の性質を持たせる技術である。従来の遺伝子組換えより劇的に速く、正確に遺伝子を操作でき、簡便で安価に扱えるため、世界中でゲノム編集による農林水産物の品種改良が急速に進んでいる。画期的な新手法としてクリスパー・キャス9の開発者には2020年の**ノーベル化学賞**が授与された。

日本では2019年、厚生労働省がゲノム編集食品の届出受付を開始した。2022年12月現在、通常より肉厚のマダイ、成長速度が2倍のトラフグ、GABAを多く含んで血圧を下げる効果が5倍のトマトが誕生している。種の壁を超えた遺伝子組換えとは違って、ゲノム編集は自然界で起こる突然変異を人為的に起こす技術と説明されているためか、人々の抵抗感はぐっと少ない印象だ。呼び名に遺伝子の3文字が入らないことも、受け入れを容易にしたのかもしれない。

遺伝子組換え食品が安全性の審査と表示義務があるのに対し、遺伝子変異が従来の育種技術による変異と判別できないことから、ゲノム編集食品には審査と表示の義務はなく、届出のみで流通販売できる。

ただ、すでに商品化された3商品が自主的に表示しているように、もし安全性が確実であるならば、あえて積極的に打ち出して、これまでにない新しい食品であることをポジティブにアピールするべきだと私は考える。人の心では、往々にして科学より感情が優先される。表示しないのは事実を隠しているように感じさせ、不安を誘うからだ。

ゲノム編集が普及すると、これからGABAトマトのような健康食品が増えていくかもしれない。動物の成長を早め、筋肉量を増やすことで、世界的なたんぱく質不足を解決する糸口にもなるかもしれない。そのときは、マダイやトラフグのような高級魚ではなく、もっと安くて庶民的な食材に応用できたら、さらに多くの人の健康と幸福に貢献できるだろう。遺伝子組換え、ゲノム編集に限らず、新しいテクノロジーを使って、たとえば問題になっている畜産による温室効果ガスの排出量を削減できたりするなら、地球の未来はもっと明るくなるはずだ。

「たんぱく質危機」が世界を襲う

世界人口は2058年に100億人に達する見込み。とくに人口が急増中のアジア、アフリカの新興国では所得の上昇にともなって食肉の需要が増えている。そこで、近い将来に世界を襲うと予測されているのが、**たんぱく質の不足**である。

牛や豚、鶏を育てるには膨大な量の穀物飼料を必要とするが、耕作地をこれ以上拡大することはますます環境破壊を進めるため、難しい。温暖化による旱魃《かんばつ》や多雨などの異常気象で、穀物の収穫量が減る可能性も指摘されている。また、従来の畜産自体が温室効果ガスの排出量が非常に多く、土地と水を大量に使用し、環境に大きな悪影響を与えている。しかも、畜産は食料生産としてきわめて効率が悪い。

牛肉1キロを生産するには、その10倍以上の穀物を与えなければならない。豚肉で7キロ、鶏肉で4キロが必要だ。与えた餌に対する食肉の割合は牛で7％、可食部における飼料中のたんぱく質変換効率は、たったの3％しかない。食品ロス以上にもったいない。

たんぱく質危機を解決し、地球温暖化を防ぐ救世主として登場したのが、**「代替肉」**である。代用肉、疑似肉、人工肉、人造肉、英語ではフェイク・ミート、ミート・オルタナティヴなど、いろいろな呼び名があってまぎらわしいが、すべて食肉の代替品のこと。代表的なフードテックのひとつで、おもに**植物肉**、**昆虫食**、**培養肉**がある。

実は日本では、昔から代替たんぱく質の研究がさかんだった。まず、1950年代に未来の人造食料として進められたのが、**クロレラ**の大量培養。クロレラとは淡水の単細胞緑藻類の総称で、光合成能力が高く、太陽と水と二酸化炭素さえあれば増殖する。たんぱく質を40～50％も含み、必須アミノ酸のリジン、メチオニンも豊富。ビタミンは含有量の多い食品群と比較しても段違いに多く、葉緑素のかたまりというスーパー栄養食品だ。

政府が多額の資金を注ぎ込んで1957年、「日本クロレラ研究所」が東京・国立近郊に創設され、工業化が目指されたが、コスト面の問題と食味がよくないという欠点があり、食料から健康食品としての利用に方向転換した。1970年代に一大ブームが起こり、その後沈静化したが、いまでも定番サプリメントとして手堅い人気を保っている。

1960年代、すでに実用化しつつあった「夢の人工肉」

高度経済成長期の1960年代には、すでに人口爆発にともなう将来のたんぱく質不足が危惧されていた。科学ジャーナリストの先駆けだった朝日新聞論説主幹、岸田純之助は1967年にこう書いている。読むと、人類は同じ問題をずっと抱え込んできたのだとため息が出る。

「世界の人口は、すでに急激な増加ぶりを示しており、二一世紀までの三〇年余りのうちに、現在の三倍近くにふくれあがるものと考えられる。その過程で、このたんぱく質食糧の不足は、世界的な規模で人類のもっとも深刻な課題になるであろう」(『明日のくらしをかえる3E革命』、日本生産性本部)

この頃、もう日本は畜産用飼料の大半を輸入に頼っており、予想される需要を国内ではとても賄うことはできなかった。この難題を解決するために、力が注がれたのが**人工肉**の開発である。

当時の人工肉は、大きく2種類あった。ひとつは油を搾ったあとの脱脂大豆粕からたんぱく質を抽出し、繊維状に加工した植物性の人工肉。家畜の餌だった大豆粕を人間の食料に利用するという画期的な方法だった。もうひとつは、石油化学工業が各地に深刻な公害をまき散らした歴史を知っているいまでは考えられないが、なんと**石油**が原料だった。

石油を微生物（おもに酵母）に食べさせて培養し、その微生物のたんぱく質を利用するというもので、「現代の錬金術」、「石油からビフテキ」と、大きな注目を集めた。だが、実用化寸前の1969年、「石油には発がん性物質を含んだタールがあり、このような不純物が入りこまない保証がない限り、たとえ飼料であっても反対する」と、厚生省から待ったがかけられ、計画は頓挫してしまった。開発に乗り出した鐘紡化学、協和発酵、大日本インキなど、大企業の投資額は1000億円に上ったともいわれる。

植物性の人工肉のほうは、1968年に商品化されてソーセージ、かまぼこ、さつま揚げなど加工食品の増量剤として、外食店でもハンバーグやミートソース、餃子やシューマイの材料として使われた。一般家庭向けの販売も1969年にスタートしたが、どうやら味がよくなかったらしい。当時の代表的な主婦雑誌だった『婦人倶楽部』は1969年12月号の特集記事「実験報告　今話題の人工肉を食べてみました！」で、バターや牛乳、香辛料を多めに使わないとおいしく食べられず、経済的でもないと、ネガティブな意見を紹介している。まったくの不人気で、自然消滅したようだ。

動物の細胞を培養した人工肉も構想されていた。たんぱく質不足を予言した岸田は「将来培養肉の加工には、味つくりの天才的デザイナーが出現して、新しい食品の創造に活躍するであろう。その時代には、彼の設計する味、におい、色、舌間感覚、含液性、テキスチャーなどを、注文どおりにつくりだす技術も完成されているにちがいない」とも書いている。そんな**デザイナーミート**が、いま現実になりつつある。

限りなく肉の味と食感に近づいた植物肉

再び人工の代替肉が脚光を浴びたのは、21世紀。なかでも急成長しているのが、100％植物性の代替肉である。地球環境にとってサステナブルで、従来の畜肉より摂取カロリーが抑えられて健康志向にもマッチし、動物愛護の観点からもエシカル（倫理的）な食品として、広い層に受け入れられている。こうした植物由来食品は総称して**「プラントベース」**と呼ばれ、現在のトレンドになっている。

2009年に設立された米ビヨンドミート社は、ビル・ゲイツ、レオナルド・ディカプリオが出資していることでも有名。主力商品のハンバーガーパティはエンドウ豆、緑豆、そら豆、玄米、植物油が主材料で、味も香りも牛肉に限りなく近く、コレステロールはゼロ。ライバルの米インポッシブル社は、大豆レグヘモグロビンという物質を使って肉らしいうま味と食感、色を再現し、ファストフード大手「バーガーキング」が看板商品に採用している。食べた人の90％以上が本物と勘違いする再現度だという。

少し前までは肉ブームが席巻していた日本だが、畜産と肉食が抱える問題が少しずつ知られるようになったのと、新型コロナウイルスの感染拡大が大きな引き金になり、環境にやさしいプラントベースに対する関心が高まった。

古くから大豆を「畑のお肉」と呼び、豆腐や納豆に親しんできた日本人だから、植物肉の主役はやっぱり大豆。おもに脱脂大豆を加熱・加圧して肉のような弾力と繊維質を再現した**「大豆ミート」**が、外食やスーパー、コンビニの惣菜、家庭料理に浸透しつつある。カロリーと脂質は低く、たんぱく質は畜肉と同等、コレステロールはゼロのヘルシーミートだ。脱脂大豆ではなく、丸ごとの発芽大豆から作った製品もある。

定食チェーン「やよい軒」は豚肉を大豆ミートに置き換えた定食3種を提供し、「フレッシュネスバーガー」ではビーフパティバーガーを無料で大豆パティに変更できるようになった。大塚食品は「ゼロミート」の商品名で大豆ミートのハンバーグ、ハム、ソーセージ、餃子を、伊藤ハムは「まるでお肉！」のキャッチフレーズでハムカツ、からあげ、ナゲットなど各種惣菜を展開している。家庭料理向けにミンチや薄切り、ブロック状の大豆ミートも市販され、食べ方がどうしても和風に偏りがちな伝統的大豆食品とは違い、洋風、中華、エスニックに応用できて便利だ。

ただ、味わいはやっぱりどこか違う。これは技術力の問題ではなく、食文化の違いだと思う。アメリカの植物肉ブームの背景には深刻な肥満問題があるが、日本はそれほどでもなく、そもそもアメリカ人が1年に1人当たり約100キロの肉を食べるのに対し、日本人は30キロ前後とずっと少ない。文化的にも心理的にも、そこまでして肉以外の材料で肉の味を求めるとは思えない。それよりも現在6％しかない大豆の国内自給率を上げ、国産大豆で作った伝統食品をもっとたくさん食べたほうが、健康にも環境にも寄与するだろう。

現在、藻類が原料の植物肉が研究開発されている。なかでもたんぱく質含有量が多いのが**スピルリナ**だ。生産効率は同じ面積で栽培した大豆の20倍と高く、必須アミノ酸とビタミン、ミネラル類も豊富。問題は藻臭さを抜く技術らしい。クロレラの失敗を糧に、おいしい代替肉に仕上げられるだろうか？

進化する培養肉、昆虫食、完全栄養食

今後もっとも期待されるのが牛、豚、鶏の細胞からつくる**培養肉**である。現在、各国で開発が進められ、近い将来、市場に登場することが予想される。

培養肉は、畜肉より水の使用量を82〜96％、土地の使用量を99％、温室効果ガスを78〜96％減らすとされる。都会でも生産でき、多数の動物を殺す必要もなくなり、清潔なラボで培養するため病原性微生物の混入がない。環境負荷がもっとも小さく、動物福祉と衛生面もクリアする究極の代替肉だ。しかも、脂肪や栄養素の量がコントロール可能で、健康食品としてのポテンシャルも大きい。

当初はハンバーガー1個を作るのにおよそ3200万円もかかったが、現在はコストが下がり、国内の培養肉スタートアップ企業であるインテグリカルチャー社は、将来的に牛肉1キロ450円、豚肉と鶏肉は200円で作れるという試算を出している。

培養には大きく分けて、遺伝子組換え・ゲノム編集で細胞を不死化する技術と、天然細胞を用いる技術があり、インテグリカルチャー社では後者を採用している。肉の培養は、再生医療と共通の技術で、理論上では畜肉だけでなく魚介類も培養でき、鶏肉とホタテを掛け合わせたデザイナーミートも作り出せるという。まさに岸田が予測した通りの、SFが現実化したようなフードテックである。

昆虫食も、同じ量のたんぱく質を生産するのに畜肉より水や飼料が少なくてすむ。そのうえCO_2の排出量が少ない。問題は見た目だが、パウダー状に加工すれば抵抗感が解消され、すでに実用化され、とくに注目されているのが、味と食感のよいコオロギだ。1キロ分のコオロギを育てるのに必要な飼料は2キロですみ、成長スピードも速い。これからの課題は、衛生面と安全性の確保と、食品としてどう位置づけるかの規格づくりである。

米シリコンバレーのITエンジニアのあいだで、「人間が生きるのに必要な栄養素すべてを配合」したとする完全栄養ドリンク「ソイレント」が発売されたのが2013年。それに触発され、日本でも**「完全栄養食」**がお目見えしている。代表的な「ベースパスタ」は、厚生労働省が定める1日に必要なたんぱく質、脂質、炭水化物、ビタミン、ミネラルの5大栄養素と必須脂肪酸合わせて約30種の3分の1量が1食でバランスよく摂れる。パンシリーズの「ベースブレッド」は罪悪感なし（ギルティーフリー）で楽しめ、健康増進に役立つおやつとして人気だ。

2022年5月には、日清食品の「完全メシ」シリーズが発売された。ラインアップは、カップ麺、スムージーなど常温食品が9品、カツ丼、ナポリタンなど冷凍食品も9品ある。麺は小麦ベースの層で栄養素を内側に封じ込める3層構造で苦みを感じにくくし、米は食物繊維やたんぱく質と一緒に炊き込むことで、米自体のおいしさはそのままに栄養素を強化している。

最先端のフードテックが、こうして気軽に試せるようなった。戦争や自然災害など、不測の事態に直面することの多くなった今日、未来の食を見通すのは難しいけれど、フードテックはビッグビジネスに終わらずに、社会と環境の課題の解決にこそ役立たなければならないと思う。

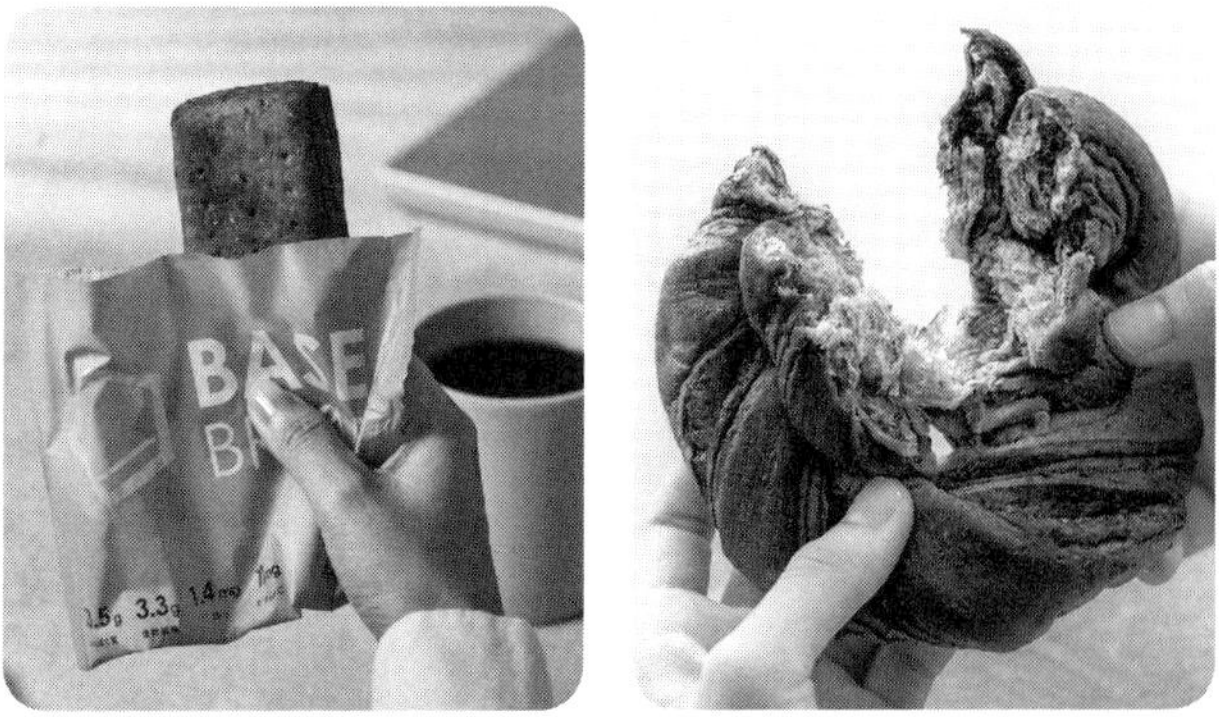

「完全栄養食」ベースブレッド（メープル味とチョコレート味）

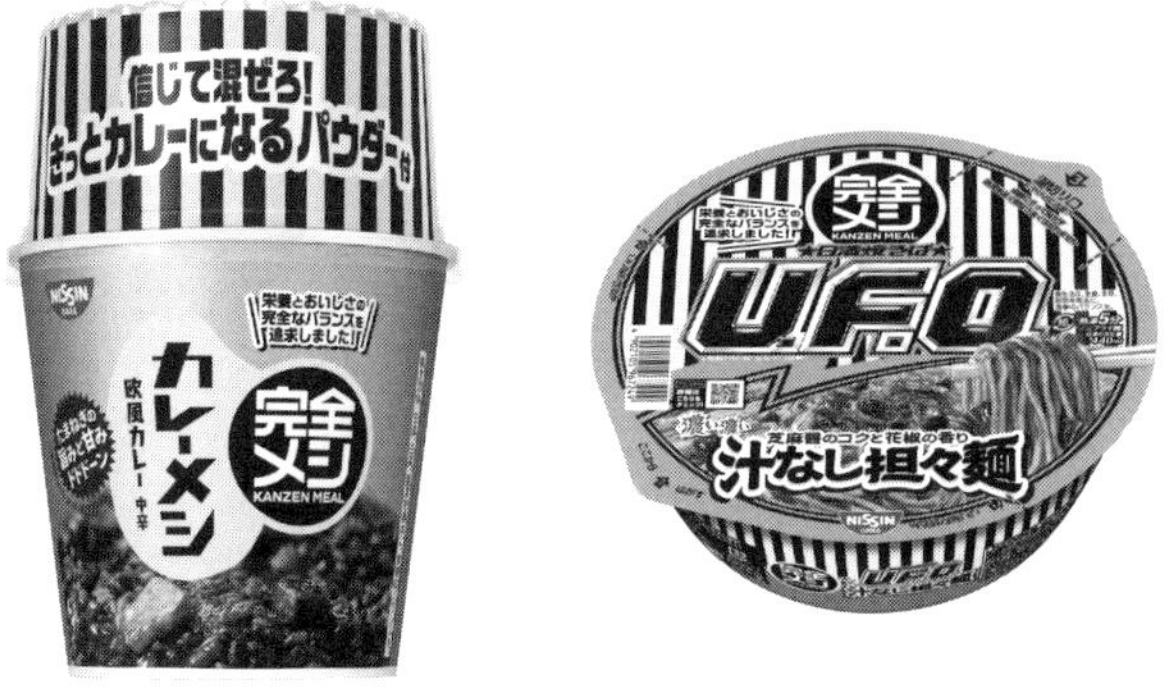

日清食品の「完全メシ」シリーズ

第5章

ダイエット狂騒曲

「痩せたい」というのは
いまでは男女問わず、永遠の願いになった。
もはや日本人の「趣味」といっても過言ではない。
ダイエットの歴史は思った以上に古く、
「減食」「痩身」の話題は
大正時代からさかんに見られる。
次々と流行しては消えていく
さまざまなダイエット、
その流行のからくりとは。

20代女性の5人に1人は「**痩せすぎ**」

いまや2兆円規模といわれる**日本のダイエット市場**。ダイエットサプリやダイエット食品、フィットネス、体重計やダイエット器具をはじめとする健康機器類、保険適用外の健康診断や人間ドック、美容整形、痩身エステ、脂肪吸引といった医療分野など、ダイエットをめぐるビジネスは多岐にわたる。

現在、肥満は世界的な問題だが、この国では街を歩いていても、あきらかに医療的ケアが必要だと思わせるような肥満体型の人はあまり見ない。それどころか、女性では太りすぎより**痩せすぎ**のほうが大きな問題になっている。

とくに痩せているのが、20代女性だ。2019年の国民健康・栄養調査では、低体重とされるBMI18・5未満の割合が20・8%もいた。つまり5人に1人が痩せすぎている。

女性の痩せ志向は、容姿におけるジャッジにさらされやすい性であると同時に、痩せることで達成感や安心感、自信、優越感が得られ、自己認証欲求（自分で自分を認めたいという気持ち）と自尊感情（自分が価値ある存在だと思える気持ち）が充たされやすいという一面がある。

政府は2013年から痩せすぎ女性の割合を20%以下に下げる目標を設定しているが、達成できていない。対策強化のため厚生労働省が2022年度より体型への意識や食事内容、生活習慣を把握する実態調査を行い、過剰なダイエットや不規則な食事によるリスクを情報発信して、適切な健康管理を促すことになった。

どうしてそんなに痩せたいと願う社会になったのか。大きいのは、いうまでもなくメディアの影響だろう。今日、ネットもテレビも雑誌もダイエットの話題で溢れているが、その歴史はみなが想像している以上に長い。

ダイエットという言葉が使われるようになったのはずっと後の1970年代だが、雑誌や健康書に**「減食」**や**「痩身」**の話題が見られるようになったのは明治時代の終わり頃からである。昭和になると、太平洋戦争がはじまるまでは『婦人倶楽部』や『主婦之友』といった人気の女性誌が毎号のようにさまざまな減食法や美容痩身法を紹介していた。**「痩せ薬」**の広告もたくさん載っていて、その様子は現代とそっくりだ。日本の「痩せ」を礼讃する文化は、こうして100年以上もかけて培われてきたことになる。

なお、「複合ホルモン剤」と称した昭和初期の痩せ薬、実は甲状腺の機能低下に用いられる医薬品で、新陳代謝を促進させる働きを持つ甲状腺ホルモンだったようだ。服用するとたしかに劇的に痩せるが、不整脈や心不全、肝機能障害、精神不安定などの副作用を引き起こす危険な薬だった。1960年代のはじめにも痩せ薬として乱用され、多数の被害者を出したことがある。それをきっかけに日本では禁止されたが、いまでもネット通販では甲状腺ホルモンを含む外国製のダイエットサプリが簡単に手に入るので、要注意だ。

ファッションの流行と痩身志向の深い関係

大正から昭和のはじめに減食と痩身が広まったのは、体と足のラインが出る洋装が流行し、女性がアメリカ女優のようなすらりとした長い脚とメリハリのある体型に憧れ、目標にしたからだった。ところが戦争がはじまると、みなモンペを履くようになった。深刻な食料難が続いた戦後はいかにして栄養を摂るかが問題で、痩身どころではなくなったが、高度経済成長でたっぷり食べられるようになり潮目が変わった。

1950年代後半から1960年代前半、まず「美容体操」がブームになった。しかし、女性の美をめぐる価値観に革命的な変化をもたらし、痩せ志向を決定づけたのは、1960年代後半にはじまったミニスカートのブームである。1967年に「ミニスカートの女王」と呼ばれたイギリスのモデル、ツイッギーが来日。その小枝のような細い肢体に魅了された日本人は、女性美の規範をそれまでの〝グラマー〟から〝スリム〟に塗りかえて、痩せぎすの体と細い足を求めようになっていった。

1970年には**『ミコのカロリーBOOK』**（集団形星）がベストセラーになった。ダイナミックな歌唱と健康優良児的な体格で〝パンチのミコちゃん〟と呼ばれた歌手の弘田三枝子が、60キロから18キロ減量に成功した体験を綴ったこの本はその後、数々のベストセラーを輩出する**タレントダイエット本**の元祖である。太っている（といっても肥満ではなく、当時よく「固太りしている」と言われていた）ことで人知れず悩み、芸能人仲間からいじめにあったのをきっかけに痩せることを決意。試行錯誤のすえ編み出したオリジナルの痩せる食べ方、外食時にも便利に使える食べ物のカロリー表、食べ方のポイントなどが解説されている。

弘田式の痩せる食べ方とは、本のタイトル通り**カロリー計算**が基本。栄養価は高いがカロリーは低い食品を選んで食べ、よく歩き、1日3食で1500キロカロリー内におさめるという、いま読むと拍子抜けするほどきわめて常識的な方法だ。有名芸能人が見違えるようにスリムな姿に変身したインパクトは強く、本書をきっかけにカロリーを意識して食べることが一般的になったといわれる。

が、カロリー以上に女性読者を感動させたのは、弘田が率直に綴る痩せたことで人生が開けていく充足感と、自分との戦いに勝った自己変革の物語。良し悪しはともかく、減量に成功すれば、自分に対する自信が持てることを説いた点でも本書は先駆的だったし、**自己啓発本**のはしりでもあったといえる。

実際のところ弘田はそれ以降、伝説のカリスマ・ダイエッターとして名を馳せる一方で実力のあるポップスシンガーとしての評価はしぼんでいき、2020年に亡くなったときも話題はもっぱらダイエットに終始した。ダイエットに囚われた一生だったような気がするが、日本のダイエット史上にその名前が残るのは間違いない。

高度経済成長の終焉とダイエットの流行

1973年、第1次石油ショックで長く続いた高度経済成長はついに終わりを告げ、日本は安定成長期に入った。それと足並みを揃えるように、寄せては返す波のように新種のダイエットが現れ、消えていくことを繰り返すようになった。「エコノミック・アニマル」と馬鹿にされても、寝食を忘れて猛烈に働いた日本人。やっと、太りすぎを気にする余裕ができたというわけだ。

安定成長期のダイエット流行史の最初の1ページを飾るのが、1章でも紹介した**「紅茶キノコ」**である。必ずしもダイエット食品ではなかったが、痩身は重要な効果のひとつだった。

なお、紅茶キノコは日本での異常なブームが1年程度で終わったあと、海を渡ってアメリカでなぜか**「コンブチャ」**という名前で復活した。ダイエット、デトックス効果のみならず、がんの予防や治療にも効果のある健康飲料として浸透し、2000年代からブームになった。各種のフレーバーを加えた飲みやすい瓶入りタイプが販売され、愛飲者にはレディー・ガガ、グウィネス・パルトロウなど自然食好きのセレブが多い。不思議なのは、アメリカでは古代中国発祥とされていることだ。

なぜ紅茶キノコがコンブチャに変わったかは不明だが、アメリカのウェブサイトには起源は古代中国の秦王朝で始皇帝に「不死の茶」と呼ばれていたとか、古代朝鮮のコンブという名前の医者が日本のインキョウ天皇の病気をこの茶で治し、西暦400年代にコンブチャと名づけられたと解説されていたりする。現在、逆輸入されたコンブチャがダイエット効果の高いスーパーフードとしてじわじわ人気を集めているが、日本ではさすがに中国発祥説は語られていないし、以前の紅茶キノコのような盛り上がりも見せていない。

1970年代後半には、自宅で使う美容健康器具の「スタイリー」「ぶら下がり健康器」「ルームランナー」、1979年には歌手・麻生よう子が48キロから41キロへの減量に成功した体験とヨガの効用を綴った『よう子の美しくやせるヨーガ』（池田書店）が話題を集めた。1980年代にアメリカから上陸したのが、エアロビクスとジョギング。それまでにないファッショナブルなスポーツとして急速に普及した。「シェイプアップ」という言葉も流行し、同じ頃にスポーツドリンクも登場した。

1980年に『やせたい人は食べなさい』（祥伝社）でデビューしたのが、2000年に亡くなるまでダイエット界に君臨した**鈴木その子**である。ワイドショーやバラエティー番組でもひっぱりだこの人気者となり、「白塗り仮面」や「白肌の女王」の愛称で呼ばれていたので美容研究家だと誤解されることもあったが、れっきとしたダイエット料理の研究家だった。

摂食障害が原因の事故で愛息を、美食が原因の生活習慣病で母を亡くしたことから研究をはじめたという鈴木式は、ダイエットというより食事療法に近い。それまでは痩せるためには食べる量を減らすのが常識だったが、逆にしっかり食べることを提唱した意外性が着目され、多くの支持者を集めた。そのなかには作家の林真理子、歌手の石井好子、小坂明子などの著名人も多く、彼らはメディアで効果を熱く語り、広告塔として機能した。

鈴木式のダイエット法は、意外なほど古風だった。メソッドを簡単に説明すると、1日3食それぞれ白いご飯を1膳（180〜240グラム）ずつ食べるのが最大のポイント。そして洋食をやめ、和食を中心にする。油脂は極力摂らない。おかずは海藻、野菜、小魚をノンオイルで調理したものをしっかり食べる。肉類と乳製品、添加物入りの加工食品はできるだけ避け、カルシウム、ヨード、ビタミンをたっぷり摂るというものだ。

洋食否定、和食回帰の考え方はほとんど石塚左玄の食養のリバイバルで、マクロビオティックにも近いが、完全菜食ではないし、玄米ではなく白米なのでとっつきやすい。

しかし、全部を自分で作るとなるとなかなかハードルが高く、相当の努力を要する。鈴木は「トキノ会」というダイエットの会を組織し、ダイエット食品を全国に通信販売してさらに信奉者を増やし、年商1000億円、利益率4割超えという超優良企業に育て上げたが、だれもが高額なダイエット食品を買えるわけではない。鈴木式への反発というわけでもないだろうが、1980年代からは同時進行で、**「単品ダイエット」**と、タレントが提唱する**「フィットネス系ダイエット」**が次々と登場した。

ステマの元祖、バイブル本とバイブル商法

単品ダイエットというのは、**「これさえ食べれば痩せる」**、あるいは**「そればっかり食べて痩せる」**という方法。同じものばかりだとすぐ飽きそうだが、ルールが多い食事療法よりはるかに簡単。ただし、それしか食べないと、栄養が偏って健康を損なうリスクが高い。きわめて非科学的なダイエット法だ。

その典型が、1980年に流行した**「こんにゃくダイエット」**である。食物繊維は豊富だが、栄養はほとんどないので痩せるのは当たり前。ジャーナリストの大宅壮一が、肥満を解消するために3カ月間主食をこんにゃくに切り替え、90キロを70キロまで落としたが、あまりにも急激に減量したため健康を害したという逸話もある。

1984年の年間ベストセラー総合15位に食い込んだ『キャシーと寛子が月見草でいきいきやせた』（リヨン社）で突然、スポットライトを浴びたのが**月見草オイル**。「北米のインディアンが千年もまえから、その効果を知っていて愛用」し、「ヨーロッパにつたえられ、『王様の万能薬』といわれた」月見草オイルに含まれるガンマ・レノリン酸に、著しい体重減少作用があることが発見されたというふれこみだった。

タレントのキャシー中島と林寛子が月見草オイルを飲用し、2人合わせて3カ月で43キロ減量したことが明るく綴られるこの本には、実は裏があった。2章にも記したように、健康本やダイエット本によくある手口で、その効能や体験談を説いた書籍（「バイブル本」）で商品を売りつけることを**「バイブル商法」**と呼ぶ。

本書の仕掛け人だった西田達弘は、バイブル商法の草分けとして著名な人物だった。京都大学医学部卒の医学博士だが、１９７３年に「日本肥満コンサルタント協会」を設立して効き目が定かでないあやしいダイエット法と健康法を提唱。月見草のほかにも『水をだせばみるみるやせる』『インド秘食でみるみるやせる』『かゆいかゆい皮膚はこれで治せる』（すべてリヨン社）などのバイブル本を次々と出しては芸能人を使って大々的な宣伝を展開し、表現の自由を悪用して成功例をあたかも食品の効能であるように錯覚させる手法を編み出した。

１９８６年、西田が経営する健康食品販売会社が、他社が医薬品として開発したカルシウムイオン水を勝手に製造・販売したとして、薬事法違反で逮捕された。「中医研電解カルシウム」の商品名で売り出してバイブル本で薬効をうたって宣伝、清涼飲料水の名目で1本原価２２０円のものを３８００円で販売し、20億円余の粗利益を上げていたという。しかも、バイブル本の出版と同時に全国１１００余店に上る傘下の薬局に数十冊ずつ購入を割り当て、一挙に数万部が売れたように見せかけてベストセラーを捏造していたことも判明した。西田の本は大半が数十万部のベストセラーになっており、利用された出版社も犯罪の片棒を担いだかたちだった。

逮捕で西田はダイエット界から消えたが、バイブル商法はその後も生き残り、今日の**ステルスマーケティング**（略称は「ステマ」）に手法が受け継がれている。

次々と登場したおかしなタレントダイエット

1980年代は**タレントダイエット**の全盛期だった。彼らは医療や運動、栄養の専門家ではないから、もとより期待されるのは科学的根拠ではない。なんといっても見られることが仕事の人たちなので、ダイエット前とダイエット後の変化が可視化されやすいのが強みだ。おかしなネーミングと突飛なアイデアのダイエットばかりで、そんなヘンテコが受けた背後に見えてくるのは、バブルに向かって浮かれていた日本である。スポーツがファッション化した時代だったので、フィットネス系も多かった。

よく売れたタレントダイエット本を時系列で紹介すると、元プロレスラーのマッハ文朱がハトムギ茶とトレーニングで20キロ痩せた『マッハ式やせてびっくり』（講談社、1982年）、歌手の畠山みどりが64キロから46キロに痩せた『ポカポカあたためてグングンやせる』（海竜社、1983年、これも西田達弘が仕掛けたバイブル本）、前述の『キャシーと寛子が月見草でいきいきやせた』、再びマッハ文朱の『マッハのハトムギ美人になろうよ』（主婦の友健康ブックス、1985年）。

『うつみ宮土理のカチンカチン体操』（扶桑社、1986年）は、100万部を突破した。

40歳代前半までは下半身ぽっちゃり型だったうつみが一念発起し、シェイプアップを決意。米ロサンゼルスのワークアウト教室で呼吸法と動きを覚えて編み出した、痩せたいところを狙って部分痩せできるエクササイズが、カチンカチン体操である。コメディタッチの名前だが、中年太りに悩む男性にも読まれたらしい。

物議を醸したのが、**「酢大豆」**だった。乾燥大豆をそのまま酢に漬け込んだだけのもので、その昔、京都丹波地方の人々が健康長寿に効果があると常食したというふれこみだった。流行のきっかけは、歌手・瀬川瑛子の『10分間体操と酢大豆でキラキラやせた』（バーディ出版社、1986年）。大食漢だった瀬川が、77キロあった体重を、朝晩5、6粒の酢大豆と就寝前の体操とで20キロの減量に成功した体験を語る。作るのも実践するのも簡単だったこともあり、肥満、便秘、肉体疲労、高血圧、動脈硬化、肌荒れなど、なんにでも効く万能健康食として、紅茶キノコ以来の大ブームが起こった。

酢も大豆も健康によさそうに思えるが、実は生の大豆にはたんぱく質消化酵素の働きを阻害する物質と赤血球凝集物質、2種の毒性が含まれている。また、酢の機能性に関しては根拠が不確かで、調味料以外の目的で一度に過剰摂取するのは刺激が強すぎ、胃腸によくない。毒性は十分な加熱によって除去され、たしかに豆腐や納豆など、大豆が原料の伝統食品はすべて加熱して加工するのが鉄則になっている。もしかしたら、酢大豆で痩せた理由は消化不良だったのかもしれない。

1988年には、歌手の荻野目洋子が女性週刊誌で**「アップルダイエット」**を紹介し、一瞬ブームになった。すりおろしたリンゴを主食に置き換え、一定期間3食食べ続けるという過激な方法である。同種のダイエットは、ほかにもパイナップル、ゆで卵など枚挙にいとまがない。体調を崩してもおかしくない、極端なダイエットの代表格である。

同じ1988年に発刊された俳優・川津祐介による**『こんなにヤセていいかしら』**(青春出版社)は200万部を超える大ヒットを記録し、この年の年間ベストセラー総合第1位に輝いた。シリーズ累計は別として、単独では戦後もっとも売れたタレントダイエット本である。

大島渚監督の名作「青春残酷物語」(1960年)で脚光を浴びるなど、クールなインテリ風のイメージがある川津だったが、この本はタイトルからしてトンデモ系の印象。しかも副題が「不思議な面白減量法」なのである。ところが読んでみると意外にも真面目な内容で、根底には東洋的な心身一元論が感じられる。が、骨盤を締めるイメージの体操を1日1回たった30秒+西洋薬膳で1日1キロ落ちる、といううたい文句は絶対にあやしい。1キロずつ痩せていたら、2カ月で体重がなくなってしまう。

1988年の日本は、地価と株価が急騰したバブル景気過熱の入り口にあり、体操の効き目があろうがなかろうが、問題にならなかった。なお、本書は「骨盤健康法」の先駆けでもあった。

科学的な注釈がつくようになった単品ダイエット

病的な健康ブームがはじまった1990年代から、先述したように、テレビの健康バラエティー番組から新しい単品ダイエットやダイエット食品が次々と生み出された。きなこ、納豆といった普通の食品がある日突然、奇跡のダイエット食品に祭り上げられるというおかしな現象が続いたのは、バブルが弾けてダイエットにも安価であることが求められるようになったからかもしれない。だが、1980年代のタレントダイエットとの決定的な違いは、必ず医療や栄養の専門家による科学的な注釈がつき、もっともらしさが加わったことだ。

1995年に登場した**「チョコレートダイエット」**では、主成分であるカカオに含まれるポリフェノールが腸内で糖の吸収を抑えて脂肪燃焼を促進するうえ、やはり豊富に含まれる食物繊維が脂肪の吸収を抑制し、便通を改善。さらにチョコレート自体の脂肪分は体に吸収されにくく、蓄積されづらいという特徴を持ち、動脈硬化を招く悪玉コレステロールの酸化を抑え、苦み成分のテオブロミンのリラックス効果がストレスによる食べすぎを予防する、等々とチョコレート好きから大喝采を浴びる数々の機能がうたわれた。

それぞれの機能性は、おそらく何かの論文に依拠し、間違いではないはずだ。だからといって、チョコレートを食べた人がこれらの効き目を全部得られるかといえば、そんなことはありえない。3食チョコレートだけ食べていたら栄養不良で痩せるかもしれないが、通常の食事に加えてチョコレートをたくさん食べたら、きっと太る。食べ物がある働きを持っていても、実際に効き目があるとは限らないのに、科学的言説を駆使されると煙に巻かれ、あたかも働きと効き目が同一のように錯覚してしまう。

1999年の第2次激辛ブームでは、トウガラシの辛み成分である**「カプサイシン」**が中枢神経を刺激し、体脂肪の燃焼を活発にするというダイエット効果が注目の的になった。女子高生が〝マイ唐辛子〟を持ち歩き、なんでもかんでも大量にふりかける姿がおもしろおかしくテレビのニュース番組で取り上げられたりした。

しかし、カプサイシンの過剰摂取で排尿障害や胃食道逆流症、子どもや辛みに弱い人では粘膜炎症や吐き気、嘔吐、高血圧などの症状を引き起こすことが報告され、農水省はウェブサイトで「トウガラシの辛みの主成分であるカプサイシンをとりすぎると、粘膜が傷つき、のどや胃が荒れてしまうことがあるので、辛いものを食べ過ぎないように心がけましょう」と警告を発するようになった。それでも、激辛のレベルはエスカレートし、日本人の辛みに対する耐性はどんどん上がっている。

ついに痩せるクスリ登場！ ダイエットサプリ

1996年のサプリメント解禁で**ダイエットサプリ**、つまり痩せるクスリが堂々と販売できるようになったことは、ダイエットにとって大きなエポックだった。

炭水化物が脂肪として蓄積されるのを抑制するという「ガルシニア」、脂肪の吸収を阻害して体外に排出させるという「キチン・キトサン」、糖の吸収を抑制するという「ギムネマ・シルベスタ」、脂肪の燃焼を促進するという「カルニチン」などが次々と登場。食事の前後に飲むだけで、食べたものをなかったことにする魔法のクスリとして大ブームになった。錠剤の形状だが薬品ではなく、あくまでも食品。効き目があったとしてもほんのわずかだろうから、飲むことで安心して食べすぎる逆効果のほうが多いような気がする。

2001年には、ヨーグルトにビール酵母の粉末を混ぜて食べると空腹感が消えるとして**「ビール酵母ダイエット」**が短期的にブレークし、「エビオス錠」やビール酵母サプリメントが品薄になった。次に話題になったのは、**「アミノ酸ダイエット」**。基礎代謝が高まり、厳しい食事制限をしなくても体脂肪が減らせ、サプリメントで摂取すると吸収が早いというのが売りだった。現在では、異なる効果を持つ数種の成分をブレンドし、さらに美容効果をプラスした〝欲張り系〟のダイエットサプリが主流になっている。

ダイエットサプリの効果を大きく分けると、「脂肪・糖の吸収を抑制する」「脂肪の蓄積を防ぐ」「ついた脂肪を燃焼させる」「食べたものを早く排出させる」の4タイプがある。

4番目のタイプでは、1997年発売の「スリムドカン」が脅威のロングセラーとしてよく知られる存在だ。笑っちゃうような名前だが、そこからイメージできるとおりの腸内洗浄効果があるらしい。爆発的に売れて、発売元の日本漢方研究所（現・銀座まるかん）社長の斎藤一人は、その年の全国高額納税者番付で第1位に輝いた。斎藤は1993年から番付が発表されていた2004年まで、10位内にただ1人連続ランクインし、2003年には累計納税額で日本一を記録。ダイエットビジネス、おそるべしである。

死を招く危険なダイエット

2002年7月、中国製のダイエット用健康食品による死者1人、肝機能障害患者が10人発生したと厚生労働省が発表した。2006年までの健康被害の累計は797件、うち死亡者4人。とくに被害件数が多かった製品からは、日本では未承認医薬品のフェンフルラミンとN-ニトロソ-フェンフルラミン、甲状腺ホルモンが検出された。

フェンフルラミンは、食欲を減退させる脳内物質の放出を促進する化学物質である。かつてはアメリカで広く使用されたが、数々の副作用があることが分かり、使用禁止になった。覚醒剤に近い成分を含んでいるが、中国では医薬品として承認されて街の薬局で売られているという。N-ニトロソ-フェンフルラミンは亜硝酸とフェンフルラミンを反応させると生じる。これが肝機能障害を引き起こした犯人だった。甲状腺ホルモンは前述したように、心臓や肝臓に深刻な悪影響を与える。

飲むだけでてきめんに痩せるクスリがあったら、クスリではなく毒である。それを痛感させるような事件だったが、痩せる魔力には勝てない人が多いようで、その後もネット通販には危険なダイエットサプリが氾濫している。「健康のためなら死んでもいい」という言葉があるが、「痩せるためなら死んでもいい」人の本気度はより高い気がする。

自然食品店やデパートの豆腐売場で**「にがり」**がよく売れるようになったのは、2002年秋から。とはいっても、自家製豆腐を作る家庭が増えたわけではない。ダイエットと美肌効果があることがテレビの健康バラエティー番組や女性週刊誌で紹介され、注目を浴びるようになった。

火付け役は2002年9月13日放送の『午後は○○おもいッきりテレビ』。体脂肪率30%の女性3人がにがり水を1日1杯、5日飲んだ結果、全員が2〜3キロ減量し、体脂肪も3・9〜4・8%減ったという内容だった。

にがりとは、海水を濃縮して食塩を作るときにできる上澄み液をさらに濃縮したもの。苦みが強いので漢字で「苦汁」と書く。主成分である塩化マグネシウムにはたんぱく質を固める働きがあり、豆腐を作るときに豆乳の凝固剤として使われてきた。精製した塩化マグネシウムと区別するため、海水から作ったものは「天然にがり」と呼ばれる。天然にがりには、塩化マグネシウムだけでなく海水由来の各種ミネラル類が含まれていることが、体にいいイメージのもとになっている。

にがりダイエットのやり方は、コップの水に2、3滴入れたものを毎食前に飲むだけと超シンプル。糖と脂肪の吸収を遅くする働き、血中脂肪の濃度を低下させる働きがあり、便秘を解消し、さらにアトピーや花粉症の症状を抑える働きもあると喧伝され、大ブームになった。値段は安く、1カ月あたり500円程度ですむので、不景気な時代にもマッチしていた。

が、マグネシウムには下剤の作用があり、過剰摂取すると腎臓障害などが起きるリスクが高い。実際に2004年3月、神奈川県の知的障害者施設で原液を誤飲した入所女性が危篤状態に陥り、3週間後に死亡するというショッキングな事故が起こった。また、都立墨東病院救命救急センターには、にがり原液を約100㎖飲んで心肺停止になった患者が2人搬送され、人工透析で一命をとりとめた。国立健康・栄養研究所がこの年の7月からホームページで「にがりのダイエット効果には根拠がない」「大量に摂取すると下痢を起こすので体重は減るが、一時的な水分の減少にすぎない」などの注意を喚起すると人気は急低下。一転して危険なダイエットとして扱われるようになった。

それにしても、にがりでダイエットだなんて、よく思いついたものだ。日本の製塩が昔ながらの塩田方式から、イオン交換膜と電気エネルギーを用いて濃縮する工場生産方式に完全転換したのは1970年代のはじめだった。塩田方式では海水に含まれていたミネラル類（にがり分）が残るのに対し、工場生産方式では塩化ナトリウム含有量99％以上の「純塩」になる。

その頃は、工場から出る排水や排ガスによる公害のピーク期。食べ物を工場生産することに対する人々の嫌悪感は強く、自然食運動が盛んな時代である。製塩法が切り替わったのと同時に、前者を「自然塩」、後者を「化学塩」と呼び、化学塩は体に悪いと批判的な声が上がった。その声は時代を追うごとに強くなり、減塩するのが世の中の主流になっても、血圧を上げるのは化学塩だけで、ミネラル豊富な自然塩は摂りすぎても体に害はないと唱える医療関係者も少なくない。

にがりダイエットは、そのような自然塩信仰から生み出されたのではないだろうか。しかし、どんなに頑張ってしょっぱいものを食べても、塩から健康に大きな影響を与えるほど大量のミネラルが摂れるとは思えない。

2006年5月6日、健康バラエティー番組「ぴーかんバディ!」で**「白インゲン豆ダイエット」**放映後、5月22日までに158人の食中毒事件が起きた。番組で紹介したのは「白インゲン豆を3分ほど煎って、粉末にしてご飯にまぶして食べる」というやり方。3分加熱しただけでは、白インゲン豆に含まれる毒性が不活化せず、激しい嘔吐や下痢などの食中毒症状を引き起こしたらしい。

豆類には有害物質が含まれていることが多いが、加熱で完全に消えるので、豆は必ずよく煮たり煎ったりしなければならない。それを昔の人はよく知っていた。にがりもそうだったように、伝統食品を使ったダイエットは、試す前に先人の知恵や食の常識を確認するのが身のためだ。

まだまだあります、単品ダイエット

2000年代に入っても単品ダイエットの人気は衰えることを知らず、続々と登場して流行を繰り返した。

そのなかでも、流行の規模が大きかったのが**「寒天ダイエット」**。きっかけは2005年2月の『ためしてガッテン』と6月の『発掘！あるある大事典』といわれているが、それ以前から医師の鎌田實が「トマト寒天」で8キロ痩せたことを新聞や雑誌で報告し、話題になっていた。鎌田いわく、トマト寒天のすぐれた点は、リバウンドしないこと。外食が続いて2、3キロ太っても、トマト寒天を3日食べるとすぐ元に戻るという。

社会運動家としても尊敬を集める鎌田が「健康を維持するには、がまんしないで長く続けられる、がんばらないダイエットが一番です」と、トマト寒天をすすめた威力は絶大だった。テレビに出演して寒天のことを語るやいなや、名産地の長野県茅野市では1年分の寒天が売り切れたそうだ。

海藻のテングサやオゴノリなどが原料の寒天は、江戸時代から日常的に使われる凝固剤である。棒寒天1本（10グラム）で500㎖の水分が固まり、カロリーはないのに腹持ちがよく、8グラムの食物繊維が摂れる。古くは「おなかの砂下ろし」と呼ばれて便秘の特効薬だったくらいで、こればっかり食べていたら当然、痩せるはず。食べすぎると、下痢をするくらいだ。

不思議なのは、痩身効果があることは前から分かっていた伝統食材の寒天が、あらため
て大型ブームを起こしたことである。もしかして日本人は、寒天の存在を忘れかけていた
のだろうか。おかげで、粉寒天をコーヒーや味噌汁に溶かして飲む、料理にそのままふり
かけて食べる、ご飯を炊くときに混ぜる、糸寒天を麺のかわりに使うなど、新手の利用法
が編み出された。寒天自体も見直され、可能性が広がった。こうして、単品ダイエットの
ブームが明るい効果をもたらすことも珍しくない。

朝バナナダイエットのことは2章で紹介したが、別に**「黒酢バナナダイエット」**もあっ
た。バナナ1本、黒酢200㎖、黒砂糖100グラムを器に入れて電子レンジで加熱し、
12時間室温で寝かせるだけ。発案した料理研究家の村上祥子によると、バナナと黒砂糖を
そのまま摂るより、有効成分を黒酢に溶け出させることで、体内への吸収率がアップする。
また、酢酸と糖分を一緒に摂ると食べたものをエネルギーに変換する「クエン酸回路」が
活発に働き、脂肪の分解が促進され、疲労回復の効果もあるという。バナナに豊富なカリ
ウムはむくみ解消に効果を発揮し、食物繊維とオリゴ糖は腸内環境をよくして便秘の改善
に活躍する。体脂肪率を下げ、むくみ知らずでほっそりスリムな体になるのだそうだ。

基本の飲み方は、大さじ1杯を4倍量の水、または100㎖の牛乳か豆乳で割って1日

3回。たしかにバナナが入ると黒酢の刺激がやわらぎ、飲みやすくなっておいしそうだ。高血圧、高血糖、高コレステロールの予防と改善にも効果があるとうたわれているが、はたしてバナナで痩せられるかは疑問である。

2007年、テレビで紹介されるとまたたく間に話題になり、短期間であえなく消えたのが**「キャベツダイエット」**。キャベツ6分の1個をザク切りにし、食前に10分以上かけてしっかり噛んで食べるだけ、というものだ。「硬い食感が満腹中枢を刺激して食事量が減らせ、食物繊維の効果で糖質の吸収をおだやかにし、脂肪分解酵素の働きを助けて体脂肪もみるみるダウン」がうたい文句だった。その後、流行する**「食べ順ダイエット」**(野菜→たんぱく質の主菜→主食の順番で食べ、血糖値を上がりにくくし、脂肪の吸収を抑えるダイエット法)」のはしりである。

静かなブームが長く続いたのが、**「エノキタケダイエット」**である。字面を見ると笑ってしまうが、エノキタケにしか含まれない「エノキタケリノール酸」が内臓脂肪を減少させるうえ、脂肪の吸収抑制作用がある「キノコキトサン」を含有して食事で摂取した脂肪を消化吸収する前に便として排泄させ、硬い細胞壁に守られた食物繊維が腸の蠕動運動を活発にし、体を腸から美しくしてくれると、強固に理論武装していた。

エノキタケは長いまま食べると消化できず便に混じることがあるので、エノキタケダイエットでは、必ず短く切る。天日できつね色になるまで干してから細かく刻み、お湯に溶かして飲む「エノキ茶」、生のエノキタケと水をミキサーにかけてペースト状にし、1時間加熱した「エノキ水」というように、液体にして摂るのが特徴だった。

2012年2月、京都大学農学研究科の研究チームがプレスリリースを出し、「マウスを使った実験で、トマトから中性脂肪改善に有効な成分を発見」と発表した。すると、「トマトにメタボ改善成分」「トマトでダイエット」「トマトで脂肪燃焼」などと新聞や雑誌で取り上げられて、たちまち全国のスーパーマーケットの棚からトマトジュースが消えてしまった。トマトジュースの市場規模は、前年比で2倍をはるかに超え、翌2013年も好調が維持された。

しかし、プレスリリースにはどこにも「トマトで痩せる」とは書かれていなかった。成分が発見されたという事実だけで、しかもマウスに効果があっても人にあるとは限らない。それが誇張され、結果としてフェイクニュースになって世間に広がり、研究者たちには予想外の大ブームと経済効果を生むことになった。ダイエットブームは、ときとしてこんなからくりで起こる。

体内の見える化を進めた体重計と体脂肪計

いまでは耳慣れた**「体脂肪」**という言葉、医学の専門用語と思いきや、実は計測機器メーカー大手の**「タニタ」**が、「体内脂肪」を縮めて作った造語だった。体脂肪というものが自分の体のなかに存在することを日本人に意識させ、増減を気にしながら生活するように仕向けたのは、まぎれもなくタニタである。2010年には、シリーズ累計が542万部という、レシピ本史上空前のメガトン級ベストセラーになった『体脂肪計タニタの社員食堂』（大和書房）を発刊して、社名を日本全国に知らしめた。

タニタは、旧名・谷田製作所時代の1959年、戦後国産初の家庭用体重計を**「ヘルスメーター」**と名づけ、生産を開始した。体重は銭湯に行ったとき、脱衣所に置かれた体重計で計るものだった時代である。谷田製作所の当時の主力製品は懐中電灯、シガレット・ケース、トースターなど。社長の谷田五八士《いわじ》がアメリカから体重計を取り寄せ、研究を重ね、製造にこぎ着けるまで8年間を費やしたという。

体重計は英語ではバスルーム・スケールまたはバス・スケール、ウェイト・スケールといい、ヘルスメーターは完全な和製英語だった。「健康の度合を測る機械」という意味合いからこう命名したという。抜群のセンスのよさである。その後、本当に体重が健康度を計る指標になったのだから、驚くべき先見の明だった。それからのタニタの歴史は、日本人の体重の歴史である。

ヘルスメーターの売れ行きが大きく伸びるのは、1964年開催の東京オリンピック以降。内風呂が増えて銭湯を使う人が減りはじめたのと、高度経済成長で国民の栄養状態が上向きになるのと並行して健康意識が高まり、人々が太りすぎや痩せすぎに敏感になってきたからだった。

1978年、マイクロコンピュータ搭載型では世界初のデジタル式ヘルスメーターを発売。200グラム単位の表示ができるようになり、計量データの記憶やグラフ表示、視覚障害者向けに音声発生装置の取り付けも可能になった。価格はアナログ式の約4倍と高く、売れ行きは鈍かったが、アナログ式の黒字でデジタル式の赤字を埋めながら開発を進め、デジタル式の世界一になることを会社目標に掲げた。その頃の日本のモノ作りには、余裕と夢と開拓者精神が豊かにあった。

1990年には肥満問題の解決をめざし、栄養や運動の管理指導と研究を行う「ベストウェイトセンター」を開設。肥満とはたんに体重が多いことではなく、健康のために気をつけるべきは体のなかの脂肪の量にあると、体脂肪率に着目し、1992年に体脂肪計と体重計を合体させた製品を業務用に発売した。素足で乗ると体に微弱な電流が流れ、抵抗値を計ることで脂肪量を測定し、体重と身長のデータから体脂肪率を算出するというものだ。価格は50万近くもした。

その2年後には、世界初の体脂肪計付き家庭用ヘルスメーターを発売した。価格は4万5000円。業務用の10分の1とはいえ高価だったので、月に数百台しか売れなかったらしい。そこでコストダウンに取り組み、翌1995年に2万円に値下げした普及版が大ヒットし、1997年にヘルスメーターの売り上げで世界一を、1998年には体脂肪計の出荷売上高で世界一を達成した。

社会現象になったタニタのダイエット定食

男性では体脂肪率25％以上、女性では30％以上が肥満と判定される。家庭で簡単に計れる体脂肪率で肥満度を認識させる新しいヘルスメーターの出現は、ダイエットの画期にもなった。

雑誌のダイエット特集では、体脂肪が話題の的になった。体脂肪が多いと糖尿病やがんになりやすいこと、標準体重以下で一見スリムでも体脂肪の多い「かくれ肥満」が若い女性に多いこと、体脂肪には皮下脂肪と内臓脂肪の2種類があって内臓脂肪肥満型のほうが病気を引き起こすリスクが高いことなど、体脂肪をめぐるさまざまな危険情報を提供した。「健康増進法」が施行され、内臓脂肪型肥満が引き金で高脂血症、高血圧、高血糖が起こるメタボリックシンドロームが国民的関心事になりはじめたのは２００３年である。それに先駆けてタニタは２００１年に内臓脂肪率がチェックできる体脂肪計、２００２年には基礎代謝も計れる体脂肪計、さらに筋肉量、推定骨量まで測定できる体組成計を２００３年に発売した。

こうして体重計、体脂肪計、体組成計と、**体内の見える化**が進み、健康増進に役立てた人は多いことと思う。一方で、健康度を読み取る指標として数値の呪縛が強まってはいないだろうか。健康かどうかが家庭でも簡単にデジタルで分かるようになり、逆にストレスを抱えるようになった人も少なくない気がする。体内の見える化には、受け取り方によってよい部分と悪い部分の両方があるのではないだろうか。

『体脂肪計タニタの社員食堂』は、タニタの社員食堂で提供する日替わり定食31種を紹介するレシピ本。1食わずか500キロカロリーに収まる低脂肪、低塩の定食レシピを考案したのは、社員食堂を担当する現役栄養士だ。ご飯と味噌汁、主菜と副菜2品で構成される定食はどれも質素で素朴だが、どこかほっこり感があり、野菜がたっぷり使われているので低カロリーにしては満腹感が得られそうだ。特別な食材は使わず、作りやすそうなのが、よく売れた理由のひとつだろう。

が、この本の最大のポイントというか、読みどころは、実際に利用している社員たちが顔写真、部署、年齢を公表して体重の変化を証言するページ。なかには21キロも減量できた男性社員が体験を語り、ダイエット定食としての信頼性を高めている。

体重計シェアで世界トップに立つメーカーの脱メタボ定食と聞けば、ダイエット好きな女性のみならず、肥満を気にしている男性の関心を引かないわけはない。普段はレシピ本には手を出さない男性たちも購入したから、542万部という驚異のベストセラーになったのだろう。

2006年5月、「日本人中高年男性の二人に一人は、メタボリックシンドロームの有病者あるいは予備軍」と厚労省が衝撃的な発表をし、メタボ健診がスタートして以来、**男性のダイエット熱**は加速度的に高まっていた。

第6章

新時代のダイエット

もともとは圧倒的に
女性のためのものであった
ダイエットは、
男性の参入によって
その方法が劇的に変化していった。
そして、「新時代のダイエット」は
カスタマイズとジェンダーレスの時代へ。
人間は「食べること」と
どのように向き合っていくのか。

厳しすぎる？ 日本のメタボ基準

『体脂肪計タニタの社員食堂』が男性読者を獲得した背景には、メタボリックシンドロームへの国民的関心があった。健康機器メーカーのタニタには、社員がメタボではまずいという暗黙の了解があるという。そんな**「脱メタボ会社の脱メタボ定食」**と聞けば、メタボに悩む男性諸氏の興味を引かないはずはない。

太っ腹なことに、タニタは印税を辞退したという。だが、この本の大成功により健康的なダイエットの代名詞となって社名をだれもが知るようになった。「タニタ食堂監修」のブランド食品がたくさん発売されたり、東京・丸の内にだれでも利用できる「タニタ食堂」が開設されたりと、経済効果は印税収入をはるかに超える大きさだったのではないだろうか。

肥満やデブ、ポッコリおなかの同義語として**メタボ**が流行語になって、新語・流行語大賞のトップテンに入ったのは2006年。2008年4月からは40歳～74歳のすべての国民に「特定健診・特定保健指導（通称**「メタボ健診」**）」が義務化された。

健診では、まずへその高さで測る腹囲でふるいにかけられる。女性は90センチ、男性は85センチ以上かどうかが最初の判定基準。それに加え、血圧、血糖、脂質3つのうち2つ以上が基準値をはずれると、メタボリックシンドロームと診断されて保健指導が行われる。

健診スタート時から上がったのが、腹囲の基準値が海外に比べて厳しく、しかも男性により厳しく、女性には甘いという批判の声だ。

腹囲が重視されるのは、**内臓脂肪**の蓄積状態を知る目安になるからだが、平均身長と平均体重とも大きい男性のほうが女性より基準値が小さいのは、なんとも奇妙だ。女性のほうが皮下脂肪が多くついている傾向にあるのが理由だそうだが、欧米は男性94センチ以上、女性80センチ以上、体型が近い中国、南アジアでも男性90センチ以上、女性80センチ以上と、海外の基準はどこでも女性のほうが数値が小さいのである。

40～69歳日本男性の平均腹囲はおおよそ85センチ。ということは、ほぼ半数がメタボの腹囲条件を満たすことになる。2人に1人はメタボかその予備軍にあてはまったのは、基準が厳しすぎるからかもしれない。一方、厚生労働省のデータによると、女性の場合は90センチ以上の割合は40代で約11％、50代は約16％、60代でも約24％と、どの年代でも基準値を超える人は少ない。男性、気の毒である。

ダイエットのパラダイム転換はじまる

かくしてメタボへの恐怖が増幅し、またメタボ解消への社会的圧力が拡大するにつれて歴史的に女性が主導し、女性のためのものだった**ダイエットに男性が参入**し、それによってダイエットの方法は劇的に変わっていった。

2007年夏、「男の、男による、男のための ダイエット本」が発売された。岡田斗司夫の『**いつまでもデブと思うなよ**』（新潮新書）である。「オタキング」を自称し、100キロ超えの肥満体がトレードマークだった評論家が独自のダイエット法を編み出し、1年間で50キロ痩せたことを綴るドキュメンタリータッチの1冊だ。

思わずにんまりしてしまう挑発的なタイトル、帯には効果のほどをあらたかに示す、ゆるゆるズボンを履いた全身像。「一年間で五〇キロの減量に成功した著者が到達した結論。それは、ダイエットは楽しく知的な行為であり、ロー・リスク、ハイ・リターンの最高の投資であるということだった。必要なのはメモ帳一冊。それだけで運動不要、持続可能なダイエットは始められる。そして重力から解放された後は経済的、社会的成功が待っているのだ。過去のすべてのダイエット本を無力化する、究極の技術と思想が詰まった驚異の一冊！」。カバーの解説文にも、好奇心を激しく刺激させられた。

テレビの出演も多く、サブカル系の人気者だった岡田が、これだけ痩せたインパクトは強力だった。出版の告知を出した段階で全国の書店から注文が殺到し、発売前にすでに4刷りが決まったそうだ。岡田いわく、ダイエット本には著者が1キロ痩せるたびに1万部売れるという法則があるらしいが、本当に50万部超えのベストセラーになり、その年の年間ベストセラー総合17位、新書・ノンフィクション部門では堂々4位に輝いた。

けっして男性向けをうたったわけではなく、「過去のすべてのダイエット本を無力化」

とまでいわれれば、性別関係なくどんな方法か知りたくなるが、そもそも新書の読者層は30代以上の男性が中心。〝デブの中年オタク〟だった岡田にシンパシーを寄せる男性がコア読者だったことは想像にかたくない。それ以前に、この本はダイエットする気がまるでなくても、読み物としておもしろい。

それまで男のダイエットといえば、音楽に合わせて激しく運動する「ビリーズブートキャンプ」や筋トレ、ジム通いなどエクササイズ系のイメージが強かった。「楽しく知的な行為」「運動不要」「最高の投資」「究極の技術と思想」を打ち出したこの本は、**ダイエット本のパラダイム**を少なからず変えたと私は考えている。

徹底した自己管理「レコーディングダイエット」

岡田が考え出した**「レコーディングダイエット」**とは、食べたものをすべて記録して、自己管理するだけのダイエット法。我慢せず、しんどくなく、「ビリーズブートキャンプが楽しくないすべての人向き」と岡田はいうが、口に入れたあらゆるもの、つまりあられ1かけ、コーラ1口にいたるまで、ひとつ残らずメモしなければならない。相当な几帳面さを要するが、買うのはメモ帳1冊だけでお金はかからない。いまならスマホがあるので、それすら不要だ。

レコーディングダイエットは、以下の4段階で進める。

・第1段階――助走

食べたものを全部メモして、毎日、同じ時間に体重を計ってメモする。この段階では我慢せず、食べたいものを食べる。すると次第に食事と体重の相関関係が分かってくる。岡田は自分は無意識のうち、デブであり続けるための並々ならぬ努力を日々惜しみなく行ってきたことに気づくとともに、現代人はメディアに氾濫する食べ物情報に漫然と浸っていると、確実に太らざるをえない社会に生きていることを実感する。

・第2段階――離陸

第1段階が苦もなくできるようになったら、毎日食べたものの横にカロリーを書き、体重に加えて体脂肪率を毎日同じ時間に計る。この段階ではカロリー制限はしないし、カロリー計算もアバウトでかまわない。そうでないと、毎日ダイエットのことを考えるようになり、途中でくじけてしまう。

・第3段階――上昇

いよいよ1日の摂取カロリーを決め（岡田の場合は1500キロカロリー）、カロリー制限をするが、食べすぎても後悔や反省はしないこと。翌日は少し減らすなどフォローして、1週間単位で帳尻を合わせれば問題ない。

いちばんいけないのは、「メモを忘れた」「ドカ食いをした」と、途中でやめてしまうことである。レコーディングダイエット最大の特徴で、弱点でもあるのは最低6カ月は必要とすることだが、それが7、8カ月に増えるだけだから気に病まない。

・第4段階——巡航

一般的に「ダイエットは2カ月半単位で失敗する」といわれるように、しんどくなるのがスタートしてから75日目前後。激しい飢餓感や気分の落ち込む状態が1〜2週間続く。くじけそうになったときは記録を見直して自分を励まし、他のダイエット法も併用して乗り切る。

こうして50キロ減量し、見違えるほどスリムに変身した岡田は、息切れもいびきもなくなり、以前は興味がなかった淡泊な煮物や海藻類がおいしく感じるなど、食べ物の好みまで変わった。急激に減量すると体にしわができやすいが、ゆっくり痩せたので皮膚がしまり、若返りも感じた。

痩せていないと損する「見た目主義社会」

痩せてからの岡田が何より痛感したのは、周囲の扱いががらりと変わり、自分に対する評価があらゆる面で上がったことだ。仕事では内心「デブが何いってんだ」的だった相手の対応が、同じことを話しても素直に聞いてもらえ、これまでの仕事が再評価されるようにもなった。身近なところでは、娘が一緒に出かけたがるようになった。薄々感じていた相手からの反感、嫌悪感がきれいさっぱり消え、見た目は女性だけの問題ではなく、おじさん世代も含め、男性を評価する大きな価値観になっていることを思い知らされた。岡田ほど高名なサブカル文化人でも、太っていることによる偏見にさらされるのなら、普通のおじさんは推して知るべしだ。

日本は家柄主義、学歴主義、ブランド主義を経て、あきらかに**見た目主義社会**に移行している。見た目が経済活動の鍵にもなって、痩せていないと損をする。メタボからの脱却は、心筋梗塞や脳卒中のリスクを回避するだけではない。岡田は実体験から、そう断言する。ついに男も見た目が最優先事項になったという岡田の主張を裏付けるように、それ以降、**「男のダイエット本」**が頻出し、ひとつのジャンルとして確立していく。

なお、岡田は「ダイエットにあきた」そうで、現在は元通りの肥満体に戻っている。多様性を重んじる社会的包摂が建前とされ、プラスサイズのモデルが活躍する2020年代の今日、大きな体は世界では個性のひとつとして受け入れられている。外見で差別したり偏見を持たれたりすることを「ルッキズム」と呼び、日本でも見直す動きが進んでいる。肥満者が少ない日本とはいえ、いや肥満者が少ないからこそ、太っている人がもっと生きやすい社会になってほしい。そうすればダイエットの心理的な抑圧は軽くなるだろう。

1日1食ダイエットで20歳若返る!?

あまりに非科学的でおバカな単品ダイエットが蔓延したことへの反省と反動からか、

２０１０年代に入ると健康食品同様、**医者**の提唱する**「科学的」**で**「医学的根拠」**にもとづくダイエット本が続々登場し、ダイエット界を席巻するようになった。

最初のスター医師が、乳がん専門医の南雲吉則。30代なかばで暴飲暴食のため老け顔のメタボになってしまったが、40代のとき**1日1食ダイエット**の実践で15キロ痩せ、見た目が激変。実年齢より20歳も若見えするイケメンに生まれ変わったことを、最大の売りにする。『50歳を超えても30代に見える生き方』（講談社＋α新書）と『「空腹」が人を健康にする』（サンマーク出版）の2冊は、それぞれ２０１２年の年間ベストセラー総合10位と11位に並んだ。

それからの1年で『20歳若く見えるために私が実践している１００の習慣』（中経出版）、『若返り食堂』『カラダの中からキレイになる「Dr.ナグモ式」健康法』（ともにＰＨＰ研究所）、『実年齢より20歳若返る！生活術』（ＰＨＰ文庫）、『ゴボウ茶若返りダイエット』（朝日新聞出版）、『長生きしたい人は鏡を見なさい』（朝日新書）、『空腹が「生き方」を教えてくれる』（サンマーク出版）、『Dr.ナグモの7日間若返りダイエット』（ＳＢクリエイティブ）……と、類書を矢継ぎ早に出し、メディアから引っ張りだこの売れっ子医師になった。

従来の栄養学の常識では、1日3食偏ることなくバランスのよい食事を摂ることが健康長寿の決め手のはずだった。が、『「空腹」が人を健康にする』は、1日1食にすれば①体の傷んだところが修復される、②自分の適正体重になる、③皮膚年齢がどんどん若返る、と主張する。

根拠とするのが、人間が飢えにさらされたときに活性化する「延命（長寿）遺伝子」だ。プロローグで「あらゆる動物実験で、食事の量を4割減らしたほうが、1・5倍長生きできることが証明されたのです。それだけではありません。食事の量を減らしたほうが表情も生き生きとして毛並みも良く、外観が若く美しくなることがわかったのです」と高らかに断言している。

動物実験の結果をそのまま人間に適用できるのか、〝あらゆる〟とはどの範囲を指すのか、そもそも〝すべて〟の実験で証明されるなどということがありえるのか、実験動物の表情はどう見分けるのかと、巻頭から理系ではない私でも突っ込みどころ満載だった。

おなかがグーと鳴ると活性化する遺伝子

延命（長寿）遺伝子は、正式名**「サーチュイン遺伝子」**という。南雲によると、ヒトの生命力の源になっているのは、飢餓に打ち勝つ「飢餓遺伝子」、飢餓状態のときこそ出生率を高める「繁殖遺伝子」、感染に打ち勝つ「免疫遺伝子」など、人類が危機を乗り越えることによって獲得してきた「生命遺伝子」である。サーチュイン遺伝子は、生命遺伝子のひとつで空腹状態に置かれたとき、人間の体内に存在している50兆の細胞中にある遺伝子をすべてスキャンして、壊れたり傷ついたりしている遺伝子を修復してくれるという。これが、1日1食しか食べず、空腹でいると健康になれる理由だ。

遺伝子だけではなく、ホルモンも空腹に深く関わってくる。おなかが減ってグーと鳴っているとき脳は「若返りホルモン」を分泌する。そこで我慢すると、体は内臓脂肪を分解して栄養に変えようとするためウエストは確実にくびれる。しかも、そのとき脂肪細胞から奇跡のホルモン「アディポネクチン」が分泌され、血管を掃除して動脈硬化を予防してくれる。こうして1日1食が習慣化すると、「満腹ホルモン」と呼ばれる「レプチン」による食欲抑制が働き、無理なく続けられるようになる。効果はこれだけでなく、男性ホルモンの「アンドロゲン」が減って体臭を消し、若はげ、前立腺がんと乳がんを予防し、ついには脳を若返らせるという。

仕事をする日中は脳がもっとも活発に働く空腹状態におき、1日1食は夜に食べるのがよいとする。南雲がおすすめするのは玄米と具だくさんの味噌汁、野菜のおひたし、一夜干しの魚または納豆という質素な一汁二菜である。タニタ食堂の定食よりさらにカロリーが低そうだから、1日にこれだけしか食べないならサーチュイン遺伝子とは関係なく、絶対に痩せると思う。

痩せて若返って長生きできると、よいことだらけだが、遺伝子とホルモンの話が連発されているのに、出典がひとつも明らかにされていない。そこが、医者が書く健康本としては物足りないところだ。先述したように引用文献の明示が絶対条件の学術書とは違ってマストではないが、一般向けでも少しは出典が分かったほうが信頼できる。

南雲は、外見の若さと美しさは健康のバロメーターで、1日1食はただ痩せるだけではなく、美肌と引き締まったウエストをキープする究極の健康法とする。しかし、これを逆にいえば年齢より老けて見える人は不健康だと宣告しているようなもの。いわせてもらえば、健康を盾にしたルッキズムである。この本が書かれたのは10年以上前だが、その頃と比較して外見による差別的な表現は現在、急速に改善されつつある。

3章でも述べたように、サーチュイン遺伝子活性化のメカニズムについては、いまも世界中の学者が鋭意研究している。解明できれば、本当に人生120年時代に突入するかもしれない。

世界の最新ダイエットはホルモンコントロールが鍵

見た目が重視される世界だからか、芸能界には1日1食を長く実践している人が多いらしい。ネット情報だが、タモリ、ビートたけし、片岡鶴太郎、水谷豊、福山雅治、高橋一生、GACKT、サンプラザ中野くんなどがテレビ番組などでそういった趣旨の発言をしているとのこと。なかには、**完全菜食**や**断食**を併用している人もいるようである。

断食は古くからダイエットの常套手段。食べすぎたあと1、2食抜く程度は、だれもがやっているだろう。現在、専門家の指導のもと、本格的な断食が安全にできる道場や宿泊施設が全国に約40カ所ある。本来は食物を断つことで本能的な欲望に打ち克つ苦行としての宗教的行為だから、いまも精神修養として行う人が多い。体験者の多くが、最初はつらかったが食べないことに慣れると体がすっきりし、とくに頭が冴えて集中力が増したと語っている。食べることから解放された快感が存在することは、よく理解できる。

断食の医療的効果は、消化吸収に酷使している体内の器官を休ませ、元気を取り戻させることと、体にたまっている老廃物や毒素、便・尿・汗をすべて排出できることだという。体内を浄化することは**「デトックス**（解毒の意）」と呼ばれるが、断食は究極のデトックスというわけだ。ここ数年、1日の食事をすべてコールドプレスジュース（材料に熱を加えず圧搾したジュース）に置き換えてデトックスする**「クレンズ**（浄化の意）」も人気がある。水分しか摂らないのなら、ほぼ断食である。

最近では断食のことを**「ファスティング」**と呼ぶことも多くなった。英語で朝食をブレックファスト（breakfast）というのは、断食（fast）を中止（break）することから来ている。

2019年発売の『トロント最高の医師が教える世界最新の太らないカラダ』（サンマーク出版）は、帯に「全米大ベストセラー」「肥満大国・アメリカを変えた衝撃の一冊」「世界中の医療関係者が絶賛！」と賑々しくうたう翻訳ダイエット本である。著者は、糖尿病と肥満に特化した独自の治療を行うカナダ人医師のジェイソン・ファン。同じ食事量と食事内容でも、食べる回数が少ない人は圧倒的に痩せやすいとし、もっとも絶大な効果を上げるダイエットとして「**間欠的ファスティング**（intermittent fasting）」を提唱する。

ファンによると、肥満の根本原因は血中のインスリン濃度が高くなることによって、ホルモンの複雑なバランスが壊れることにあり、1日のなかでインスリンの分泌量の少ない時間があることが、太るか太らないかの決定的な違いを生む。そこで、食事の間隔をあけてまったく食べない時間を長くし、インスリン値が低くなる時間を繰り返し作る間欠的ファスティングが「とてつもなく有益な減量法」となる。

「これまでのダイエットは全部間違い！」

この理論にもとづき、これまでのダイエットをことごとく間違いと反証していくくだりを以下、ざっくりまとめてみよう。

○カロリー制限では、落ちる体重はゼロ。摂取カロリーを急激に減らすと、体はエネルギー収支のバランスをとろうとして消費カロリーを減らすだけで、体重の減少には直接つながらない。ようするに、人間は飢餓状態に陥ると、少ないカロリーで変わらず活動できるよう代謝量を減らし、それでも生き延びようとするというわけだ。

○頑張って運動しても、残念ながら体重は減らない。カロリーのほとんどは基礎代謝に使われ、運動で燃やせるカロリーは5％が限界。激しく運動すると食欲が湧くので摂取カロリーが増え、逆効果になる。
○脂質の摂取を減らすと、代謝が下がるため体重は減らない。バターや牛肉や豚肉など、動物性脂肪に含まれる飽和脂肪酸を摂っても血中コレステロールは増えないし、血液はドロドロにもならない。全米コレステロール教育プログラムでも「摂取カロリーの多少にかかわらず、食事に含まれる脂質の割合と体重増加には関係性がある、という証拠はない」と認められている。低脂質ダイエットは、減量においても、健康においても、まったくの失敗！
○パスタ、パン、クッキーといった高度に精製された炭水化物はたしかに血糖値を上げるが、低炭水化物ダイエットでは思ったほどは痩せない。ここでファンは、高度に精製された炭水化物である白米を主食にするアジア人が肥満することはきわめてまれというパラドックスを挙げて、インスリン値を上げるのは炭水化物だけという考え方を否定する。
○低カロリーの人工甘味料を使用したダイエット飲料は肥満になるリスクを47％高め、心筋梗塞や脳卒中など心血管系の病気になるリスクも43％高まる。
○「朝食を食べないと代謝が悪くなる」といわれるが、朝食を食べることは減量になんの効果もない。
○たんぱく質を食べても血糖値は上がらないが、インスリン値を上昇させるため、高たんぱく質ダイエット（後述）には体重を減らす効果はあまりない。
○乳製品は体重増加の予防になるが、低脂肪乳と体重減少の関連はない。つまり、通常の乳脂肪を含む牛乳やヨーグルトのほうが痩せやすいことになる。

これまでの努力はなんだったんだと、嘆く人が多そうなことばかりだが、ひとつだけ、どうやら白米が肥満の原因にはならなそうなことは、日本人にとって耳寄りの話だ。

1日おきに断食する「間欠的ファスティング」

ファンが提唱するもっとも効率的な減量法は、1日おきのファスティングを定期的に行ってインスリンを規則的に下げてやること。1日目の夕食（朝食でも昼食でもいい）から次の日の夕食までの24時間ファスティング、または1日目の夕食から2日後の朝食までの36時間ファスティングを週に2、3回行うと確実に痩せる。ファスティング中には1日2ℓを目標に、緑茶やボーンブロス（動物の骨からとったスープ）など、常に十分な水分を摂ることが大切だ。

なお、研究で分かった太りにくい睡眠時間は7時間。それより短いとインスリンの分泌が増え、満腹ホルモンのレプチンが減り、食欲ホルモンのグレリンが増えるそうだ。

ファスティング期間が長くなればなるほど、インスリン値は低くなり、体重が大幅に減るというが、1日おきに食べない日を作るのは、かなりの難行苦行だ。ただ、24時間ファスティングは1日に1回は食べられるので、すなわち南雲式の1日1食ダイエットと同じである。ファン式、南雲式とも正しいとすれば、ホルモンコントロールと長寿遺伝子活性化の両方に効果てきめんということになる。いずれにせよ、毎日規則正しく食べることを続けてきた人にとっては、多大な意識改革を要するダイエットといえるだろう。

それでも、**食べない食事法**のトレンドは続いている。2021年発刊の『医師がすすめる小食ライフ』（クロスメディア・パブリッシング）でも、消化器外科医の石黒成治が、体重減少と腸内環境改善のために、骨からとったスープだけ摂る「ボーンブロスファスティング」と、12〜16時間の間欠的ファスティングをすすめている。

日本で宗教の修行でもなく精神修養でもない、**健康目的の断食**は産業革命が急速に進展した20世紀初頭の明治30年代にはじまり、大正時代に入るとちょっとしたブームになった。戦後は1960年代にまたブームが起こり、断食道場が全国100カ所を超えた。ふり返ると、約60年周期で断食がブームになっている。前の2回は経済成長で社会が急激に変わりつつある時期だったが、今回は別の意味で日本が変化している時期に当たっているのかもしれない。

もはや糖尿病は日本男性の国民病

もっぱら女性が行うものだったダイエットに男性が積極的に参入したのは、メタボ人口の増加にともなって、実際に多くの男性が**糖尿病**のリスクに直面しているという、切実な理由があった。

なお、糖尿病には、インスリンを作るすい臓の細胞が破壊され、インスリンが分泌できなくなる1型糖尿病と、生活習慣や遺伝的な影響でインスリンが十分に分泌されなくなったり、働きが低下したりすることで起こる2型糖尿病がある。日本人の糖尿病の約95%は2型で、本書の糖尿病に関する記述はすべて2型に関してである。

国民健康・栄養調査によると、男性(20歳以上)の「糖尿病が強く疑われる者」の割合は、1997年が9・9%だったのに対し、2002年は12・8%、2007年は15・3%、2012年は15・2%、2016年は16・3%、2019年は19・7%と。着実に上がっている。これに「糖尿病の可能性が否定できない者」の予備軍を加えると、4人に1人以上が該当する。70歳以上では、4人に1人が糖尿病患者だ。もはや糖尿病は、**日本男性の国民病**なのである。

なお、女性の「糖尿病が強く疑われる者」の割合は、1997年7・1%、2002年6・5%、2007年7・3%、2012年8・7%、2016年9・3%、2019年は10・8%。男性ほど増加していない。それでも70歳以上では6人に1人が糖尿病患者だから、深刻さはかわらない。

さしせまった糖尿病リスクとメタボに対して、即効性が高く、確実に痩せられて血糖値が下がる驚異のダイエット法として登場したのが**「糖質制限」**である。

以前は男性がダイエットにいそしむのは、どこか体裁悪く気恥ずかしくて、人には大きな声でいえなかった。ところが、医師が提唱した糖質制限には、男性がダイエットに抱きがちだった偏見や羞恥心を打ち砕く医学的な理論武装がそなわっていた。同じ男性主導型でも、レコーディングダイエットや南雲式1日1食ダイエットよりも、さらに説得力のある理屈がそろっているところが魅力だった。

糖質制限の台頭で、はじめて男性たちは堂々とカミングアウトし、ダイエットに専心することができるようになった。そうするうちに女性にも広がり、いまでは**「糖質オフ」「ロカボ」**など、いろいろな呼び方で広く普及した。

ダイエットは、はやりすたりが激しく、大半が話題になったと思ったら、あっという間に消えている。そんななか、糖質制限のブームは長く持続して、2023年現在すでに「現代人の常識」になった感すらある。いまのところ、21世紀に入ってもっとも繁栄しているダイエット法である。

アトキンスダイエット、低GIダイエットとは？

糖質制限の原型となったのが、アメリカで1970年代から知られていた**「アトキンスダイエット」**である。心臓病専門医のロバート・アトキンスが唱えたダイエット法で、炭水化物の摂取を厳格に制限すれば、脂質とたんぱく質がたくさん含まれるステーキ、ベーコン、卵などをたくさん食べても体重は落ちるとする。1972年に出版された『アトキンス博士のダイエット革命』は歴史上、もっとも速いペースで売れたダイエット本になったが、1章で書いたように当時の医学界のメインストリームは脂肪と高カロリーを悪者視していたため、猛烈な批判に遭ってしまった。

米国上院の特別委員会が1977年に発表した「合衆国の栄養目標（通称マクガバン・レポート）」は、肥満を避けるために消費カロリーと同じだけのカロリーしか摂取しないこと、複合炭水化物と天然に存在する糖分の摂取量を総カロリーの約28％から約48％に増やすこと、脂質の摂取量を総カロリーの約40％から30％に減らすことを目標に掲げている。アトキンスダイエットとは正反対に、糖質を積極的に摂るよう推奨したのである。

その結果、アメリカでは肥満と糖尿病が蔓延し、それと並行するようにアトキンスダイエットは支持者を着実に増やして1990年代からブームになった。2003年にはパスタや米といった炭水化物食品の売り上げが5〜8％落ちたほどだ。アトキンスが同年、突然死したため人気は下火になったが、臨床研究は続けられて短期間でかなりの体重が減らせること、それだけでなく全身の代謝が改善すること、血糖値が大きく下がることなどが確認された。

日本では『アトキンス博士のローカーボ（低炭水化物）ダイエット』（同朋社）が

2000年に、『アトキンス式低炭水化物ダイエット』（河出書房新社）が2005年に刊行されたが、大きな話題にはならなかった。かわりに血糖値をコントロールするダイエットとして、糖質制限に先行して実践者を集めたのは**「低インシュリンダイエット」**だった。

あらためて、**インスリン（インシュリン）**とは、すい臓から分泌されて血糖値を一定に保つ働きをする唯一のホルモンである。食べ物が体に入って消化吸収されると、炭水化物（糖質）はブドウ糖に分解されて、血液中に入る。これが血糖だ。血糖値が上がると、分泌されたインスリンの働きでブドウ糖は細胞などに送り込まれてエネルギーとして利用され、血糖値は下がる。一方、糖質をたくさん摂ると、インスリンもたくさん分泌されて、エネルギーとして使われずに余ったブドウ糖を脂肪として体内に蓄える働きをする。これが、太るということだ。このように、インスリンは体が栄養をうまく利用するために不可欠なホルモンだが、過剰分泌が肥満を引き起こすため「肥満ホルモン」という不名誉なあだ名がついている。

インスリンが足りない、分泌するのが遅い、または働きが悪くなって血液中にブドウ糖が多く残り、血糖値が高い状態が慢性的に続くのが糖尿病。神経障害、網膜症、腎症などの合併症を引き起こし、ひどくなると失明や足の切断、人工透析につながる。命を脅かす動脈硬化や心臓病、脳卒中のリスクも高める恐い病気だ。血糖値の上がり下がりの大きさは、認知機能の低下に関わっていることも分かっている。

1981年、トロント大学のデヴィッド・ジェンキンス教授が、食品ごとに食後血糖値の上昇を**「グリセミック指数（GI値）」**として数値化した。ブドウ糖（グルコース）を100として、これを基準に食品の血糖値への影響を数値で表すもので、GI値が高い食品ほど血糖値が上がりやすく、インスリンの分泌を促進する、つまりは脂肪合成を促進すると考えた。

この考え方をダイエットに応用し、GI値が60以下の食品を選んで食べて血糖値の上昇を抑え、肥満を防いで糖尿病も予防するのが低インシュリンダイエット。東京大学で肥満と代謝を研究したという医師の永田孝行が『低インシュリンダイエット――ちゃんと食べてしっかり痩せる』（新星出版社）で提唱すると、瞬く間に注目されてブームになった。著者は一躍ときの人となり、刊行の2001年と翌年に関連書籍を約30冊も出した。

しかし、このGI値が実に厄介。まず、カロリーとの因果関係はなく、高カロリーの生クリームは39、バターが30と低い。また、野菜のニンジンが80と高く、65のスパゲッティを上回ったり、塩せんべいが89でプリンが52だったりとフェイントが多く、つねにGI値表を携帯して調べなければならず、面倒なのが欠点だった。

糖尿病の治療食としてスタートした糖質制限

インシュリンダイエットのGI値を調べる手間を解消し、なおかつだれもが分かりやすくて魅力的な理屈を引っ提げ、登場したのが**糖質制限**である。

もともと漢方医学を併用した糖尿病治療を行ってきた内科医の江部康二が提唱し、体系化した食事療法だった。自身も発症した糖尿病と肥満をこれで克服し、治療した糖尿病患者のほとんどが劇的に改善したというめざましい効果とノウハウ、これまでの糖尿病食の欠点、ダイエットにも効果的なことを『主食を抜けば糖尿病は良くなる!』(東洋経済新報社)にまとめ、2005年に出版した。

たちまち糖尿病患者のあいだに普及したが、一般に知られるようになったのは、小説家の宮本輝が20年も患っていた糖尿病が糖質制限で寛解したことを公表した2009年からだった。

従来の糖尿病食は、カロリー制限が主体である。父方の親類の大半が糖尿病で、予備軍を自覚していた宮本は30代後半からカロリーの高い食事は控えていたにもかかわらず、43歳で発症。以降、いっそうストイックに食生活をコントロールし、主治医の言い付け通り炭水化物60%、脂質20%、たんぱく質20%の糖尿病食を守り続けてきた。ところが61歳になった2008年、急激に悪化してこのままではインスリン注射しかないと途方にくれていたとき、作家仲間から「薬も飲まず、インスリンも打たず、好きなものを食べて、お酒も飲んで、完璧に糖尿病を制御できる方法がある」と江部の糖質制限を教えられた。

お米が命の典型的日本人の自分にはたしてできるのか、そもそも医学的に正しいのか疑った宮本は、江部のブログにすべて目を通し、人類の歴史をたどりながら説き明かしていく糖質を制限すべき理由に納得し、これなら信頼できると確信したという。そう、糖質制限のセオリーが**人類史**や**文明論**を多く典拠とするところが、ほかのダイエットと大きく違い、ダイエットに興味のない人も魅せられてしまう理由なのである。

最初の3日は、夕食だけ主食を抜くだけで1・5キロ減。4日目からは3食とも主食を抜いた。開始して10日ほどすると、糖質が入ってこなくなったせいで体が戸惑っている感覚と、お好み焼きやきつねうどんが頭に浮かぶ糖質渇望状態に襲われた。が、たちどころに効果が出て、血糖値と中性脂肪がみるみる落ちた。それ以降は体が軽くなり、1年半で血糖値は正常になり、体重は8キロ減って、そこで安定した。

宮本は、ひたすら炭水化物を欲したのは一種の禁断症状で、人類は糖質に中毒していることを我が身で実感したとふり返っている。この**「糖質中毒」**も、糖質を制限する重要性を説明するときの重要なキーワードになる。

主食さえ抜けばなんでも食べられる、前代未聞のダイエット

糖質と聞くと、甘い食べ物のことだと思われて当初、「甘さ控えめの食生活」と誤解されがちな糖質制限だったが、人気作家の宮本がさまざまなメディアでその理論と絶大な効果を語ったことで認知され、テレビのワイドショーや健康バラエティー番組でも取り上げ

られるようになった。長患いから解放されてよほど感激したのだろう。宮本は江部との対談本『我ら糖尿人、元気なのには理由《ワケ》がある。――現代病を治す糖質制限食』（東洋経済新報社）も出している。

今日、もはやダイエットの定番になった感のある糖質制限だが、あらためて考え方、やり方をおさらいしてみよう。

まず、糖質とは何か？　炭水化物＝糖質と思われがちだが、実は3大栄養素のひとつである炭水化物は、**糖質**と**食物繊維**の2種類を合わせた総称である。糖質は体の主要なエネルギーになるのに対し、食物繊維は消化吸収されずエネルギーにならない。血糖値を上げるのは、3大栄養素のうち、炭水化物の糖質だけである。

江部の『主食を抜けば糖尿病は良くなる！』によると、糖質制限の基本は「ご飯やパンなどの主食やいも類など、糖質の多い食品をほとんど摂らない」、「肉や魚、油ものなど、脂肪分やたんぱく質の多い食品は好きなだけ食べてもいい」の2点。

つまり、ご飯、パン、麺類、イモ類、根菜類（ニンジンのGI値が高いように、大半の根菜は糖質が多い）、甘いお菓子やジュースなど、糖質をたくさん含む食品を控えて血糖値が上がるのを防ぐ。そのかわり、糖質を含まない肉と魚はどんなに脂っこくてもカロリーを気にせず食べられる。卵や大豆製品、根菜以外の野菜類もおなかいっぱい食べられ、カロリー制限も不要だ。アルコールでは、ウイスキーや焼酎といった蒸留酒は糖質が含まれないので飲んでOK。醸造酒は基本、NGだが辛口ワインだけは飲める。というように、ルールはゆるく、とても簡単だ。

先述したように糖質を摂ると食後に血糖値が上がり、インスリンが分泌される。江部によると、食後血糖値の上昇とインスリン分泌の繰り返しが糖尿病と肥満ほかの生活習慣病を引き起こす要因。空腹時血糖値と食後血糖値の差を**「ブドウ糖スパイク」**と呼び、その差が大きいほど血管が傷ついて、動脈硬化や心筋梗塞のリスクが高まるという。いま健康でも、小さなブドウ糖スパイクの積み重ねがメタボを招くそうだ。つまり、血糖値を上げなければインスリンの分泌が抑えられ、糖尿病のみならず、太りづらくなる。

糖質さえ食べなければほかはいくらでも食べられ、酒も飲めるのに短期間で痩せられる。あまり我慢しなくてよい糖質制限は、それまではありえなかった前代未聞の画期的ダイエット法として急速に注目を集めていった。

「糖質制限食こそが人類本来の食生活」との主張

それでは、どうして主要なエネルギー源であるはずの糖質を摂らずに元気でいられるのだろうか？　とくに脳はブドウ糖だけをエネルギー源にするとされ、頭を使って疲れたとき甘いお菓子を食べるのはごく自然な生理現象とされてきた。

ところが、糖質を摂らなくなると体内の脂肪酸が分解されて、副産物として作られる

「ケトン体」がブドウ糖のかわりにエネルギー源として働きだし、脳も利用することができるという。体はうまくできているものだ。ケトン体を活発に作動させると体脂肪が燃えやすくなり、より痩せやすくなる。そこに着目して、海外で糖質制限は「ケトジェニックダイエット」、略して**「ケトダイエット」**と呼ばれている。

何より糖質制限がユニークなのは、大前提として、人間の体は穀物食には適していないと考えることにある。700万年の人類進化の歴史のなかで、穀物を食べるようになったのは農耕がはじまってからのたった1万年にすぎず、それまでの狩猟採集生活では、動物性たんぱく質と木の実、野草、果実を中心に食べて暮らし、血糖値の上昇とブドウ糖スパイクとは無縁だったとする。

農業の発明で人類は穀物を食べはじめたが、その年月は進化の歴史のなかでは短く、人類の消化システムはまだ穀物食に適応していない。すなわち、糖質制限食こそが人類本来の食生活というわけだ。

明治時代に人類は本来、穀菜食動物だから肉食する必要はないと説き、食養運動をはじめた石塚左玄が聞いたら、どう反論するだろうか。左玄の思想を受け継いだ「粗食」を提唱した幕内秀夫は、2014年に『世にも恐ろしい「糖質制限食ダイエット」』（講談社＋α新書）を出して対抗した。帯の文言は「美食家で大酒飲みのメタボ男性しかできない『道楽健康法』に女性と子どもを巻き込むな！」。めったにないほど激しくて辛辣なコピーだった。

糖質制限で得られる新しい自分になった達成感

幕内が激しい文言で批判したのは、糖質制限が一大ブームとなって、中高年男性だけでなく女性や若年層にも広がり、ついには**万人向けのダイエット**として市民権を得つつあったからだった。

帯でもっとも標的にされている〝美食家で大酒飲みのメタボ男性〟のモデルではないかと思われるのが、ノンフィクション作家の桐山秀樹とその仲間たちだ。桐山が2012年に出した『おやじダイエット部の奇跡』(マガジンハウス)は、肥満で糖尿病を患う中年男たちが励まし合って糖質制限に挑み、平均22キロ痩せた〝感動のノンフィクション〟である。『いつまでもデブと思うなよ』がオタクな中年男性の地味で安上がりのダイエットのすすめだとしたら、この本はグルメでハイソな中年男性がおいしいものを食べながら痩せるスタイリッシュな**ダイエット・ドキュメンタリー**だ。

登場人物は、「糖尿病発症で一念発起、20kg減、血糖値も良化し死地から脱出できた作家(著者のこと)」「会食漬けで膨れ上がったカラダから35kg減、引退の危機から這い上がったホテルマン」「コンビニと外食だけで38kg減、『社内の若死に候補』の汚名返上の独身マネージャー」「会食時は糖質制限もおやすみ、ゆる〜いルールで15kg減の医師」「愛妻と二人三脚のオリジナルレシピで10kg減、健康を取り戻した光学技術者」とエリート感のある面々。仕事優先で健康によい食生活を二の次、三の次にして陥った肥満と糖尿病を放置し、その状態に甘んじていたおやじたちが糖質制限で身も心も自己変革を遂げ、第2の人生を手に入れる。本はベストセラーになってシリーズ化し、テレビでも取り上げられた。

桐山は「あとがき」で、痩せるというのは実は哲学の問題であり、「自分が自分の肉体の主人となって制御することを意味する」とダンディーな言葉で結び、「ひと握りの『勝ち組』になるよりは、健康で長く仕事ができる『価値組』になりたい。不健康に働いて身体を壊し、みじめな老後を送る。そんな姿にはなりたくない」と決意表明している。

ここで思い出したのは、タレントダイエット本の元祖で自己啓発本のはしりでもあった『ミコのカロリーBOOK』。ダイエットの成功で過去と決別して新しい自分になる達成感を得られるのは、女も男も今も昔も変わらないことを実感させられた。そこがダイエットの面倒なところである。

後日談になるが、桐山は2016年に滞在先のホテルで急死した。心不全だったらしい。「脂肪とたんぱく質の過剰摂取で生活習慣病リスクが高まる」「ケトン体が増えると血液が酸性に傾き代謝異常が起こる」「長期間行うと死亡率が上がる」などと、当初から医学界には糖質制限を危険視する声も多かったが、もうブームから定着に移っている頃でもあり、亡くなった原因を糖質制限に結びつける報道は少なかった。

食と栄養の常識に揺さぶりをかける

性別と年齢と糖尿病のあるなしに関係なく、糖質制限の人気を決定的にしたのが**『炭水化物が人類を滅ぼす』**（光文社新書）だった。刊行は2013年10月、著者の夏井睦《まこと》は糖尿病専門医ではなく、キズの湿潤療法のパイオニアとして知られる形成外科医。自分も半年で11キロの減量に成功し、高血圧と高脂血症が完治したという自称「糖質セイゲニスト」である。

1万年前、農耕がはじまり穀物が栽培されたおかげで人類は繁栄したが、逆にいえば、人類は穀物の魅力に取りつかれ、操られているのではないか？　いまや地球上は主要穀物の耕作地で覆いつくされて環境破壊は進み、糖尿病は先進国だけでなく途上国でも増えている。このままでは人類は糖質に支配され、滅ぼされる。そんなコンセプトがタイトルにこめられている。本当は「糖質」にしたかったが、当時はまだ先述したような糖質への理解が深まっていなかったので、分かりやすい「炭水化物」にしたそうだ。

糖質制限本は数あるが、糖質を地球規模の生命論から考察するこの本は、読み物として抜群におもしろい。しかも、どの本よりノウハウが分かりやすく説明され、実用性も高い。健康・ダイエット本が新聞と雑誌の読書欄に載ることはまれだが、新書ということもあり、本書はこぞって大きく取り上げられた。20万部超えのベストセラーになり、糖質制限という概念を一般に普及させるのに大きく貢献した。私も読み終わったあと糖質を食べる気がなくなって、しばらくプチ制限をしたほどインパクトが強かった。

夏井は、食と栄養のこれまでの常識に揺さぶりをかける。いわく、糖質は嗜好品であり、要求するのは体ではなく心。糖質を摂取して血糖値が上昇すると、脳からドーパミンが分泌され、快楽を感じる。これは麻薬に対する反応と同じで、ヒトの脳は**糖質依存**の状態に陥ってしまう。そうして糖質過剰摂取者は、糖質中毒なのだと断じるのである。

さらに、総摂取カロリー中、主食を50~70%(「日本人の食事摂取基準2020年版」では50~65%に改訂)摂るよう推奨する厚生労働省は科学的根拠に欠け、そもそも炭水化物を三大栄養素にするのが間違いだと、近代栄養学の根幹を批判し、米が主食の伝統的な和食を全面否定する。正しいか間違いかはともかく、全編がスリリングで刺激的だ。

一方で私はこうも考える。農耕がはじまってからの1万年で、人類は糖質に体を順応させてきた。糖質が嗜好品であればこそ、人はそれを強く求めて、食文化を花開かせたのではないだろうか。それなのに諸悪の根源扱いをして、まるで魔女狩りのように悪魔の食べ物呼ばわりするのは、あまりにも気の毒だ。米を食べられないとすれば、日本の食が根底から変わってしまうだろうし、糖質のない食生活は何より味気ない。

糖尿病パンデミックが世界を覆う

ただ、そんな悠長なことをいってはいられないほど、糖尿病をめぐる世界と日本の状況はきわめて深刻だ。

いま世界中いたるところで糖尿病患者が爆発的に増え続けている。**国際糖尿病連合**（IDF）が2021年に発表した糖尿病人口ランキングでは、1位が中国で1億4000万人を突破、2位はインド、3位はパキスタン、4位アメリカ、5位インドネシアが並び、日本は9位に食い込んでいる。糖尿病患者はこの20年間で3・6倍という右肩上がりの増加率を示し、2019年の推計からたった2年で16％も増えた。死亡した人の数は約670万人、5秒に1人が世界のどこかで亡くなっているそうだ。いまや世界の成人の10人に1人が糖尿病に罹患し、うちほぼ半数は糖尿病と診断されていない。ということは、なんの治療も予防策も受けていないのである。

実は、日本人をはじめとするアジア人のインスリンを分泌する能力は、欧米人と比較して約半分と低い。欧米人は大量の糖質を摂ると大量のインスリンが分泌され、余った糖は速やかに脂肪細胞に貯蔵され、結果として太る。肥満が進むとインスリンの作用が十分に発揮できない状態になり、糖尿病を発症する。このように欧米人の場合、太ってから糖尿病になるのに対し、日本人はそれほど太っていなくてもインスリンの分泌能力が追いつかなくなり、発症しやすいという特徴がある。自分は太っていないから糖尿病は大丈夫と思い込むのは、日本人には禁物だ。

昔、糖尿病は「贅沢病」と呼ばれ、飽食が原因で起こる豊かな先進国に多い病気とされたが、現在は患者の4分の3が**低・中所得の国**に集中している。このまま有効な対策をとらずにいると、世界の糖尿病患者は2045年までに46%増加すると予想され、成人の8人に1人という事態になる。IDF理事長のアンドルー・ボルトンは、「糖尿病は前例のない規模で拡大を続けており、もはや**パンデミック**といえる状態」と警告している。自分の健康はもちろん、糖尿病で世界が覆いつくされないために、私たちは糖質との持続可能な付き合いを考えるべき時期を迎えているのである。

ゆるやかな糖質制限「ロカボ」の台頭

日本糖尿病学会が推奨する糖尿病食は、たんぱく質と脂質を抑えるカロリー制限が主体。糖質制限は「現時点では認められない」と、学会は2013年3月に立場表明した。糖質を摂らなければ何を食べてもよいとするメッセージが危険なこと、長期的な食事療法としての安全性を担保するエビデンスが不足していることが理由だった。

ところが、学会会員の糖尿病専門医から、糖質制限を治療に取り入れる医師が現れた。東京・港区の北里大学北里研究所病院・糖尿病センター長をつとめる山田悟である。極端に制限するのではなく、1食あたりの摂取量を20～40グラム＋間食10グラム、計1日70～130グラムに抑え、カロリー、脂質、たんぱく質は制限しないゆるやかな糖質制限を**「ロカボ」**と名づけて提唱。いまや著書と監修書を合わせて30冊を超える、ロカボ界のカリスマ医師である。

山田はロカボを**「食生活を楽しむ糖質制限」**と表現する。長年の習慣で油とカロリーに対してはつい警戒しがちだが、ロカボでは肉も魚も卵も油脂も、ともかく満腹になるまでおいしく食べるよう推奨される。主食のご飯やパンは定めた量までなら食べられ、脂質、たんぱく質、食物繊維をたくさん摂ることによって、血糖値の上昇にブレーキがかけられるとする。

2015年に改訂されたアメリカの食事摂取基準は、「総脂質量の制限は、心臓病と肥満を防がない」と明記した。山田は油脂を制限しても糖尿病の予防にならないどころか、油脂を控えたカロリー制限食がいちばん太りやすいと断言する。これまでの定説と真逆なので愕然とさせられる一方で、これからはバターもオイルもたくさん食べられると、気持ちが一気に明るくなった人が多いのではないだろうか。私もそう。パンにバターをこってりのせるようになった。油脂を使った料理は満腹感を長続きさせる働きがあり、その意味でも積極的に摂ったほうがよいが、苦手ならアーモンドやピーナッツなどのナッツ類で代替できる。

気になる糖質量だが、ご飯が茶碗半分75グラムで糖質28グラム、パンは8枚切り1枚で約20グラム、パスタは通常の半量125グラムで約34グラム、ラーメンも同様に半量100グラムで約28グラム含まれる。多くはないが、まったく食べないより心理的にも満足感が得られ、いままでの食事と大きく変わらないので長く続けやすい。食べる順番は、最初におかずをしっかり食べ、最後に主食を食べることでも血糖値の上昇が抑制できる。ロカボの実践で太っている人は減量でき、太っていない人は筋肉質の締まった体になるという。

加工食品と外食メニューにも糖質オフが進出

江部が糖質制限のパイオニア（開拓者）で、夏木がアジテーター（煽動者）だとしたら、山田のことはミッショナリー（伝道師）と呼びたい。ロカボの登場で糖質制限はますます取り入れやすくなり、一流病院の専門医のお墨付きを得たことで、食品企業と外食産業が参入しやすくなった。

コンビニではローソンがいち早く**ロカボ商品**を展開し、低糖質のパンシリーズはもう定番。いまスーパーやコンビニの棚を眺めると、**糖質ゼロ**や**糖質オフ**の商品の多いこと。ハムやサラダチキンなど、もともと低糖質のたんぱく質食品まで糖質量の少なさをパッケージに打ち出すようになった。アルコールの世界も糖質ゼロ、糖質オフが花盛りだ。

なかには、こんなものまで、という商品もある。プリンやチョコレート、カップ麺、大豆粉と大豆たんぱくを米粒状に加工した大豆ライス、カリフラワーを米粒大にカットしたカリフラワーライスなど。炊いた米の糖質がカットできる炊飯器もある。お米、ますますかわいそうである。

外食チェーンの糖質オフメニューも充実してきた。よくあるのは、ラーメンの麺をこんにゃく麺や春雨に、ハンバーガーのバンズを低糖質パンやレタスに置き換えるパターンだ。吉野家には牛丼の具をのせたサラダメニュー、すき家にはご飯のかわりに豆腐を使用した牛丼がある。松屋では「ロカボチェンジ」として定食のライスを無料で生野菜か豆腐に交換できる。

ダイエット本ではないが、2018年の年間ベストセラー総合7位に食い込んだ『医者が教える食事術 最強の教科書 20万人を診てわかった医学的に正しい食べ方68』によると、体に起こるありとあらゆる老化現象の真犯人である**AGE**（Advanced Glycation End Products＝最終糖化産物）を増やさないためには、糖質の過剰摂取を避けるのが有効。糖質制限には、老化防止の効果もあるらしい。著者の牧田善二は糖尿病専門医。「ビジネスパーソンを悩ませる病気や不調の9割は血糖値の問題」であり、「糖質摂取量を減らし、血糖値を大きく上下させないことこそ、『太る→老ける→病む』を避ける唯一の食事法」であると同時に「集中力を高め、最大の**パフォーマンス**を実現する食事法」とする。

「パフォーマンス」は近年、頻繁に使われるようになった用語。業績や成果、効率、仕事ぶりを意味する。コスパ、タイパと何事も効率優先の現在、ダイエットの目的も仕事の効率化と生産性向上に変わってきたことに、なんだか悲しさを禁じえない。

ドーパミンが人類に穀物を栽培させた？

ベストセラーになった『炭水化物が人類を滅ぼす』刊行の4年後、続編の【最終解答編】が登場した。前作では未解決だったインスリンの機能、和食が長寿食であるかの真偽、カロリー神話、農耕と人口の関係を解明し、全生命史と全人類史を読み直すという内容だ。全編で大胆すぎる仮説が展開され、何度も爆笑した。

興味深かったのは、血糖値が上昇すると脳から分泌される**ドーパミン**について考察する章。脳内ドーパミンが高い動物は、一部の霊長類と人間、ハチやアリなどの社会性昆虫だけで、階層社会の維持に関与しているとする。

ドーパミンは、正常範囲内の血糖には反応しない。ところが1万2000年前、人類がはじめて加熱したでんぷん（ドングリ）を食べたとき、食後血糖値が通常の倍以上に上昇し、大量のドーパミンが分泌するという、人類にとってこれもはじめての事態が起こった。

そのドーパミンを受け取った神経回路の1つが幸福感を引き起こす**報酬系**だったため、人類はさらなる快楽を求めて穀物を栽培しては摂取し、ついには糖質中毒になったというのである。

糖質に限らず、依存性のあるコカイン、ニコチン、カフェイン、アルコールはすべて植物由来で、元来は毒である。植物が毒を持ったのは捕食者から身を守るためだったが、人類は快楽のために毒を利用し、懸命に栽培してウィンウィンの関係を築いてきた。

ところが今日の人口爆発に際し、穀物生産には限りがあることが明らかになりつつある。現在、ロシアによるウクライナ侵攻で、すでに途上国が食糧危機に苦しんでいる。

この先、糖質に依存したくてもできない日がやってくる。飼育に穀物が不可欠な家畜の肉も、思うように食べられなくなる。近未来のそのとき、最初に加熱したでんぷんと出会ったように、人類の食生活は劇的な転換を迫られるだろうと本書は予言する。

最近、未来の食料として初期人類が主要な栄養源にしていた昆虫食がもう実用化されているように、糖質制限は新たなフェーズに移っているのかもしれない。

原始人の食生活で痩せる「パレオダイエット」

アメリカにも、人類本来の食生活に戻ることを提唱するダイエット法がある。**「パレオダイエット」**、直訳すると「旧石器時代ダイエット」というものだ。パレオとは、旧石器時代を意味するパレオリシック（paleolithic）の略。**「原始人ダイエット」**とも呼ばれ、人類が農耕と牧畜をはじめる以前、狩猟採集期に食べていたようなものだけを摂取するダイエット法である。

名前から来るワイルドなイメージとは裏腹に、スカーレット・ヨハンセン、ケイティ・ホームズなどの有名俳優が取り入れていることから、日本ではセレブ御用達のおしゃれなダイエットとして受け入れられ、糖質制限ほどではないがそれなりに人気。指南書も何冊か出ており、「生活習慣病や肥満が存在せず、健康で強靱の体を持っていた旧石器時代の人類の食事に戻れば、現代人が抱えるさまざまな不調や病気から解放される」などと解説されている。旧石器時代の平均寿命はおそらく非常に短く、何を根拠に健康で強靱だったというのか突っ込みたくなるが、長生きできなかったゆえに生活習慣病にかからなかったのは真実だろう。

具体的には、すべての加工食品、砂糖、乳製品、穀物、豆類、イモ類、植物油（ただしオリーブオイル、ココナッツオイル、アボカドオイル、クルミオイル、亜麻仁油は摂ってもOK）を避け、肉、魚介類、卵、野菜、果物、キノコ類、ナッツ類、種子類、スパイス、ハーブを中心に食べる。カロリー制限は不要だ。現在、パレオダイエット検定を行っている国際予防医学協会は、「他の糖質制限ダイエットとは違い、糖質を控えるだけでなく、重要な栄養素をもれなくしっかり摂るのが特徴」として、肥満が解消できるだけでなく、長寿遺伝子のスイッチをオンにするアンチエイジング効果もあると説明している。

実は1970年代後半、**「古代食」**が小さなブームになったことがある。同じ古代でも、このときはすでに稲作がはじまっていた弥生時代の食事がモデルで、主食は玄米、副食は植物の葉、茎、根を中心に海藻と貝類、小魚、豆類を添えるというものだった。日本は反公害運動が盛んな時代で、ブームの背景には**自然回帰思想**があった。

人間は主に肉食性であり、炭水化物を最小限に抑えて脂肪とたんぱく質中心の食事を摂るべきと主張した『石器時代のダイエット（The Stone Age diet）』も、アメリカで同時期の1975年に出版された。パレオダイエットの原型だったが、著者の胃腸科医、ウォルター・L・ヴォーグリンは白人至上主義と優生思想、偏向した政治姿勢の持ち主だったため、現代のパレオダイエットの指導者には否定されている。ヴォーグリンの本は、イルカとトラの大量殺戮を提唱したり、人間は解剖学的に植物性の羊より肉食性の犬に近いと述べたりする奇書だったらしい。

もはや人体改造の領域？「ケトダイエット」

国際予防医学協会理事長をつとめる白澤卓二は、メディアでアンチエイジング医学の分野で最初に名前が挙がるカリスマ医師である。協会のウェブサイトによると、「300冊を超える著書から、累計販売数は500万部を超える」という。著書の多くが食事法やダイエットに関するもので、『体が生まれ変わるケトン体食事法』（三笠書房）、『いちばんやさしいケトジェニックダイエットの教科書』（主婦の友社）、『2週間で効果が出る！ケトン食事法』（かんき出版）など、**ケトダイエット**本も多い。

ケトン体は、脂肪酸を分解して肝臓で生成される物質。血液中に放出されて心筋や骨格筋、神経、さまざまな臓器でエネルギー源として使われる。普段、私たちの体は糖質を分解して作られるブドウ糖をエネルギー源にしているが、糖質を摂らないとエネルギー源はブドウ糖からケトン体に切り替わり、体に蓄えた脂肪をどんどん燃やす。皮下脂肪も内臓脂肪も燃やされスリムになれる。糖質制限ダイエットに限りなく近いが、ケトン体に特化しているところが特徴だ。

白澤によると、糖質を制限してケトン体を増やせば健康的に痩せるだけでなく、病気への抵抗力が高まる。発想力・集中力・直感力が冴え、うつなどのメンタル改善、認知症予防効果があり、老化も防げるという。ケトン体が増えたかをどうか調べるには、リトマス試験紙のような、尿でケトン体を簡単に測定できる試験紙が市販されている。体を生化学的にコントロールして代謝を変えるという発想は、もはやダイエットというより人体改造に近い。ダイエットは、異次元領域に踏み出した感がある。

「噂のケトダイエット　本当に体にいいの?」（『ニューズウィーク』2019年2月5日号）によるとケトダイエットの歴史は古く、もともとは1920年代にてんかん治療のために開発された食事療法だった。その後、新しい抗てんかん薬の登場で下火になったが、重いてんかんに苦しむ男児がケトダイエットによって発作が治まり、薬もいらなくなった実話にもとづくメリル・ストリープ主演のテレビ映画「誤診」でブームに火がついた。以降、偏頭痛や睡眠障害、アルツハイマーなどに試みられるようになり、やがて減量法としても推奨されるようになった

しかし、ブドウ糖からケトン体に切り替えるためには、糖質を1日の摂取カロリーの5〜10%に抑えなければならない。これは相当きつい数字だ。アメリカでは、糖質5%、たんぱく質20%、脂質75%が理想的なバランスとしているが、ここまで高脂質食品を摂るのは、日本の食事では難しいのではないだろうか。摂取してよい糖質の分量は1日50グラムまで。1日に130グラムまで摂れるロカボの半分以下である。

一般的に、早ければ制限をはじめて3日でケトン体に切り替わり、カロリーと油脂を制限するダイエットと比較して短期間で大きな減量効果があることが、いくつもの論文で報告されている。ただし、長く続けるのは難しく、1年もすると他のダイエットと減量効果がほとんど変わらなくなるらしい。

油を過剰なほど摂り、米やパンはむろん、糖質を含む野菜と果物の多くが摂れなくなるケトダイエットは、栄養バランスが激しく偏りそうだ。頭が冴えるといわれる一方で、頭痛やイライラしたりのメンタル症状が表れたという報告も少なくない。人体改造にはリスクが伴うということだろう。

本当に必要な人は少ない「グルテンフリーダイエット」

２０１０年代からアメリカで爆発的なブームを起こしているのが、**「グルテンフリーダイエット」**である。**グルテン**とは、小麦に含まれるたんぱく質。農耕がはじまって以来、人類は何千年ものあいだ小麦を、つまりグルテンをパンや麺、菓子など多様な形で食べ続けてきた。それが、突如としてさまざまな心身の不調と肥満の原因にされた結果、編み出されたのがグルテンフリーダイエットである。

グルテン有害説のおもだったものとしては、腸内で炎症や消化不良を引き起こす、便秘や下痢になる、倦怠感や疲労感をもたらす、肌荒れやニキビができる、頭の働きを悪くする、麻薬のような中毒性がある、食欲がさらに刺激されて肥満を誘発するなど。アメリカのアマゾンで1位になった反グルテン論のベストセラー『「いつものパン」があなたを殺す』（三笠書房）は白澤卓二訳で２０１５年に発売され、日本でも話題になった。「殺す」というあまりに脅迫的な文言に驚いたが、原題は『穀物脳――小麦、炭水化物、砂糖の驚くべき真実――あなたの脳の静かな殺人者 GrainBrain――The Surprising Truth about Wheat, Carbs, and Sugar――Your Brain's Silent Killers』と、はるかにおだやかだった。が、グルテンは人類にとって「最も大きく、最も認識されていない健康への脅威のひとつ」と断言する、パンや麺好きにとって恐い恐い本である。

実際のところ、本当にグルテンを避ける必要があるのは、**セリアック病**、**小麦アレルギー**、**グルテン過敏症（不耐症）**の人だけだ。その事実は、アメリカでも医学的に明確にされているにもかかわらず、科学を大きく飛び越えてグルテンフリー食品は一大ビジネスに成長している。というより、ビジネスになることがグルテンフリーの普及拡大を強力に後押ししたともいえる。

セリアック病は、グルテンに対して異常な免疫反応を起こし、自分の小腸粘膜を誤って攻撃してしまう自己免疫疾患のひとつ。下痢、低栄養、体重減少などの症状を引き起こす。耳慣れない病名なのは、日本には患者が少ないためだ。この病気の人は絶対にグルテンを避けなければならない。じんましん、腹痛、頭痛、くしゃみなどの症状や、急に呼吸ができなくなり、血圧や意識レベルが低下するアナフィラキシーショックの危険もある小麦アレルギーも同様である。

グルテン過敏症の人は、慢性的な不調を抱えながら、原因がグルテンにあることを自分で気がつかないことが多い。プロテニス選手のノバク・ジョコビッチは伸び悩んでいた2010年、簡単な検査でグルテンに過敏な体質だったことを知り、14日間グルテンを含む小麦食品を一切断ったところ、体調がよくなりパフォーマンスが上がった。15日目、試しにパンを1個食べたところ、てきめんに体のキレが悪くなった。以来、グルテンフリーを続け、2011年に全豪・ウインブルドン、全米オープンで優勝して世界ランキング1

位を獲得し、世界王者の座を守り続けている。食事を変えることで肉体と精神が強靭に生まれ変わった体験、効果、具体的なレシピが語られる『ジョコビッチの生まれ変わる食事』（扶桑社）でグルテンフリーのことを知った人も多いだろう。

アメリカからやって来たダイエットにはすぐ飛びつく日本人だが、珍しいことにグルテンフリーは、いまだ大きなインパクトを及ぼしていない。理由は、日本ではセリアック病がきわめて少ないことだろう。ただ、ロシアによるウクライナ侵攻で世界的に小麦が足りなくなっている2023年現在、パンや麺から国産のグルテンフリー食品である**米**や**米粉**にシフトする人が増えることは、大歓迎したい。ご飯をいまよりやや多めに食べるだけで食料自給率は確実に上がり、パン、麺、菓子の原料を小麦粉から米粉に切り替えたとしたら、飛躍的に上がるからだ。ただし、英語の「ダイエット」は減量法に限定せず、食事法全般を指す言葉なので、グルテンフリーダイエットを実践しても、残念ながら痩せられるとは限らない。

「日本型食生活は最強の長寿ダイエット食」？

『昭和50年の食事で、その腹は引っ込む』（講談社＋α新書）というダイエット本がある。簡単に内容をまとめると「東北大学の実験によって、1975年に日本人が家で食べていた食事がずば抜けて健康効果が高いことが判明した。この食事を1カ月間続ければ無理なく10キロ落とせ、メタボおやじは素敵なおじさまに変身ができ、女性もあきらめていた昔の洋服を再び着られるようになる。効果は見た目だけでなく、がん、糖尿病、動脈硬化、認知症を予防し、寝たきりにもならず、元気なまま100歳を迎えることも高確率で可能な、人類史上最強の長寿ダイエット食である」ことを主張、証明するユニークな1冊だ。

「日本型食生活」という言葉を聞かれたことがあると思う。その響きからは、3食ともご飯と味噌汁、漬物が中心で、当然おかずは和風のあっさりした魚か野菜が中心の粗食。そんなイメージを抱くかもしれないが、実はまったく違う。米を主食に適度に動物性たんぱく質や果物も加わり、なおかつ動物性たんぱく質に占める魚介の割合が高く、和洋中のおかずを取り混ぜて**PFCバランス**（たんぱく質：脂質：炭水化物）のよい食生活をおくっていた1975年頃の食事を指している。この本が**「スーパー和食」**と名づけているのが、まさにその日本型食生活である。

和食は健康によいとされているが、疫学調査や栄養学的研究にもとづくエビデンスは意外なほど少ない。日本人に肥満者が少ないこと、和食は総じてさっぱりして低カロリーなこと、日本人が世界でも屈指の長生きであることから来るイメージにすぎないのが本当のところだ。

東北大学の研究チームが行ったのは、1960年、1975年、1990年、2005年の献立をそれぞれ1週間分作り、その献立に沿って調理した食事を凍結乾燥し、粉砕・

攪拌して均一化したものをマウスに餌として食べさせるという実験。結果、1975年の食事がもっともマウスの代謝が活発になり、内臓脂肪が減った。2005年の食事を現代の食事とすると、1975年群のマウスは2005年群より体重が10グラム軽かった。それを人間に換算すると10キロになることが「無理なく10キロ落とせる」の根拠である。

マウス実験の結果をそのまま人間にあてはめるのはどうなんだろうと感じてしまったが、それは置いておいて、実験ではさらにスーパー和食が理想的であるポイントが、以下のように判明したという。

○主食はご飯、おかずはさまざまな食材を組み合わせて少しずついろいろ食べる。
○和食一辺倒ではなく、欧米食も取り入れる。
○豆類、海藻類を多く摂り、食後には果物を食べる。
○1日2回味噌汁を飲む。だし汁を活用して塩味は控えめにする。
○魚は毎日、肉は1日おきで、卵は1日1、2個食べる。
○調理法は油を使わない「煮る」を最優先にする。

著者の都築毅東北大学大学院准教授が『食と健康』(別冊日経サイエンス237)に寄稿した報告には、これらに加えて「一汁三菜が基本であること」「大豆製品や魚介類、野菜、海藻、きのこなど多彩な食材を使う」とのポイントも加わっている。

これらのポイントからは、たしかにバリエーションが非常に豊かだった**昭和の食卓**の様子が見えてくる。ただ、ここで指摘したいのは、1970年代の中盤というのは戦後、専業主婦率がピークに達し、同時に日本の経済格差が歴史上もっとも小さくなった時期でもあったこと。つまり、1億総中流と呼ばれた豊かさのなかで、お母さんがせっせと家族の健康のために栄養に気をつかい、家庭料理作りに精を出すことのできた時代だった。

仕事をする女性が多い現在、1975年の食事を再現するとなると、問題は「だれが作るか」になる。加えて、国民全員が食材を量も種類もたくさん買えるほど、日本は豊かではなくなっている。ましてや、果物を毎日買える世帯はもっと少ないだろう。そこを配慮することなく、ただ1975年の食事に戻ろうと主張するのは絵に描いた餅のようなもので、単純すぎるのではないだろうか。

ダイエットはカスタマイズの時代へ

コロナ太り解消で「オートミールダイエット」がブームになったことは最初に書いたが、それ以上に存在感を際立たせているのが**「プロテイン」**である。高たんぱく質・低脂肪・低カロリーの**鶏むね肉**が大ブームになった2017年以降、スーパーやコンビニの棚には、パッケージにたんぱく質の量を大きく表示している食品が増えた。少し前まで数値でアピールするのはカロリーの低さ、食物繊維の多さだったが、トレンドは**たんぱく質**に移っている。同様に糖質量の表示も増え、コンビニ大手3社のサラダチキンは全種類たんぱく質量と糖質量を並記している。

糖質制限と組み合わせた**「高たんぱく質ダイエット」**も人気だ。高たんぱく質食品を摂ると筋肉量が増えて基礎代謝が上がり、脂肪を燃焼しやすく、太りづらい体になるとされる。NHK『ガッテン!』は、朝はとくに体がたんぱく質を必要とする時間帯であること、夜に大量のたんぱく質を摂取しても吸収しきれず無駄になることを解説した「筋肉増強☆魔法の言葉　今こそ〝朝たん〟だっ!」を2021年11月に放映。大きな話題を呼び、私のまわりでも**「朝たん」**実践者が何人も出現した。同じくNHKの『朝イチ』は2023年5月22日に「毎日がみちがえる!タンパク質ライフのすすめ」を放映。たんぱく質の2大効果として朝すっきり起きられることと、疲れがすぐとれることを挙げ、やはり朝にしっかり摂る大切さを解説した。朝たんには体内時計をリセットして体のリズムを整え、「睡眠ホルモン」と呼ばれるメラトニンの分泌を促し、寝付きをよくし中途覚醒を減らして睡眠の質を上げる効果もあるという。

たんぱく質は一度に消化吸収できる量が限られるため、過剰摂取は腎臓や肝臓に負担をかけるリスクがあると考えられ、1日の摂取量は体重1キロに対して1グラムが目安とされている。だが、脂質と同様、この常識もいまでは覆され、摂れるだけ摂ってよいことになりつつあるようだ。山田悟の『運動をしなくても血糖値がみるみる下がる食べ方大全』（文響社）によると、2013年および2019年に発表されたアメリカ糖尿病学会のガイドラインでは「たんぱく質の制限は推奨できない。なぜなら制限してもなんのよい効果もないからだ」と明記されている。ロカボ実践者の平均的なたんぱく質摂取量を検証したところ、体重1キロあたり約1・6グラムだった。この数値は、たんぱく質摂取が筋肉合成につながるもっとも効率のよい量だという。

このように、現在まだまだ糖質制限系のダイエットが一大勢力であり続けているが、これからトレンドの主流になっていくだろうと思うのが、それぞれの体質や体調、食事内容に合わせてカスタマイズする、その人専用の**パーソナルなダイエット**である。

たとえば、その人固有の腸内フローラに合った食べ物はどのようなものか、詳細に割り出す検査キットと連携したアプリなど。すでに多種多様なダイエットアプリが開発され、AI栄養士が各ユーザーにマッチする具体的な食事アドバイスをくれるものもある。血圧や心拍数、血糖値、体脂肪率、コレステロール値、消費カロリー量など体の状態すべてを自動で計測して、毎食のパターンを指示してくるような時計型ウェアラブル端末が出現する日も遠くないだろう。

そうなると、これまでのようにひとつのダイエットが流行することはなくなり、ダイエットはさらに細分化と多様化を深めるだろう。また、ダイエットは男性も女性も関係のない、ジェンダーレスで各個人の異なる体に対応するものになるだろう。一方で、私たちはさらに健康的で太らない体が求められるようになり、実際に科学と医学の進歩でそういう体を獲得しやすくなるかもしれない。それをユートピアと見るかディストピアと見なすかは、人間にとって根源的な行為である食との向き合い方次第である。

おわりに

これを書いている2023年6月上旬、新型コロナウイルスの位置付けが5類感染症に移行してから緊張感はぐっと緩み、社会活動はほぼ元に戻った。しかし、新規感染者は確実に出ているし、街にマスク姿はまだまだ目立つ。

未曾有のパンデミックに対し、健康食品がなしえたことは2章で検証した通り。今時のサプリやスーパーフードではなく、納豆をはじめとする伝統食に救いが求められた。だが、それらをはるかに超える大ブームを起こしたものがある。みなさんまだ覚えていらっしゃるだろう、「アマビエ」だ。

アマビエとは、肥後国（熊本県）に幕末の弘化3年（1846）4月中旬、海から出現したといわれる長い髪とくちばし、ウロコのある胴体と3本足を持つ半人半魚の妖怪である。「私は海中に住むアマビエと申すもの。今年から6年間は諸国で豊作が続くが、病も流行する。そのときは私の写し絵を見せよ」

こう告げて海中に姿を消したという。

コロナ封じの切り札としてネット上に広がりはじめたのは2020年2月下旬。自己流にアレンジしたアマビエ作品の投稿が日に日に増えていた3月6日、アマビエが描かれた瓦版を所蔵する京都大学附属図書館が「貴重資料デジタルアーカイブで公開しておりますのでご活用ください」と公式Twitterに投稿。その姿たるや、江戸時代に描かれたとは思えないヘタウマ調のかわいさで、アマビエ旋風にさらに火がついた。3月17日には、水木しげるが昭和期に描いたキラキラしたアマビエを、水木プロダクションの公式Twitterが公開。12万件超えのリツイート、25万件近くの「いいね」がつく大反響だった。

ブームは爆発して、全国各地で疫病退散祈願のアマビエフードとアマビエグッズが次々と生まれた。饅頭、練り切り、どら焼き、菓子パン、クッキー、マカロン、ケーキ、ドーナツ、飴、煎餅、かまぼこ、おにぎり、アマビエラベルの日本酒やワイン……と、百花繚乱のアマビエフードは巣ごもり生活にうるおいを与えてくれた。

２０２０年新語・流行語大賞の年間大賞は「3密」だったが、アマビエも相当な接戦だったはず。アニメの「鬼滅の刃」ブームも同年だったから、ウイルスは妖怪と鬼を甦らせたのだった。

まだ治療薬もワクチンもない得体の知れないウイルスに、効くかどうか分からない栄養素や機能性成分をあれこれ試すよりも、祈りのパワーに頼るほうがよほど健全だ。だれも本気でアマビエでコロナ除けができるとは思っていなかっただろうが、それくらいの遊び心を持つとストレスがほぐされて、本当に免疫力は上がるのである。あとは十分な休息と睡眠。コロナ禍では古典的な養生法が見直された。

パンデミック中によく読まれたのが、キャッチーなタイトルの健康本ではなく『人類と感染症の歴史』(加藤茂孝、丸善出版)、『感染症の世界史』(石弘之、角川ソフィア文庫)、『感染症と文明』(山本太郎、岩波新書)をはじめ、コロナ以前に書かれた啓蒙書や研究書だったことも印象的だ。アルベール・カミュが1947年に発表した長編小説、新潮文庫版の『ペスト』は2020年の年間ベストセラー文庫総合部門3位を獲得した。コロナ禍は、病気や健康について、本質的に考えざるをえないチャンスを与えてくれたような気がする。

コロナのようなシビアな病気には無力でも、健康食はこの先も進化と発展を続けていくだろう。ただ、最後に書いた各個人に最適解の栄養成分が簡単に分かる未来がやってきたとしても、健康が食べることの唯一の目的にはならないはずだと思うし、そうならないでほしいとも思う。本書でたどった激しいはやりすたりを経て、日本人は健康欲と食べる楽しみの絶妙なバランスを見つけるのではないだろうか。

ところで、なぜ私が健康というジャンルにこれほど惹きつけられるのか、その原点は医が身近な環境で育ったことにある。父は胸部外科を専門とする勤務医だったが、製薬会社からの試供品だったのか、家の大きなスチール引き出しに薬品のたぐいがぎっしり詰まっていて、それらを観察するのが大好きだった。幼稚園の頃、そのなかに小さなアンプル入りの栄養ドリンクを発見し、親の目を盗んでこっそり飲んだことがある。甘すぎて薬臭くておいしくはなかったが、背徳めいた喜びにひたったことは強烈な記憶だ。

両親の会話に病気や健康、栄養まわりの話題が日常的だったことも、大きいかもしれない。「日本食品標準成分表」が家の本棚にあり、小学生の頃から愛読して主要食品の100グラム当たりのカロリーや栄養素の含有量を暗記したりしていた。父がボートという競技のオリンピック監督でJOC役員でもあった関係から、オリンピック出場選手の身体データなどという貴重な資料もあり、皮下脂肪量は男女差が大きいこと、競技により顕著な特徴を示すことなどにドキドキしながら耽読した。父に皮下脂肪はどうやって計るのか尋ねたら、金属の機器でつまむと聞いた。いまと違って牧歌的な時代である。

こんなヘルスコンシャスな子どもだったが、長じて料理本の編集者になってからは健康食ともダイエットとも疎遠になった。それが流行食の研究をはじめ、体にいいことが食のブームを引き起こす大きな要因であることに気づいてから、急に興味が甦って健康を軸にした食文化について調べることが楽しくなった。

本書は『体にいい食べ物はなぜコロコロ変わるのか』(ベスト新書、2014)に続く、健康食に関する2作目である。早くから健康への関心を植えつけてくれた亡き父と母にありがとうと言いたい。

本書をまとめるきっかけを与えてくださった食生活ジャーナリストの佐藤達夫さんに感謝いたします。編集を担当してくださったウェッジの木村麻衣子さんには、原稿を渡したびに元気の出る感想で励まされ、それを次の原稿の糧にすることの連続でした。日本人の健康観を言い表した情熱的な書名を考えてくれたのも木村さんです。心よりお礼申し上げます。

２０２３年６月

畑中三応子

おもな参考資料

『栄養と食養の系譜――主食論争から健康食品まで』萩原弘道（サンロード、１９８５）
『粗食のすすめ』幕内秀夫（東洋経済新報社、１９９５）
『病気にならない生き方――ミラクル・エンザイムが寿命を決める』新谷弘実（サンマーク出版、２００５）
『肉を食べる人は長生きする――健康寿命をのばす本当の生活習慣』柴田博（ＰＨＰ研究所、２０１３）
『長生きしたけりゃ肉は食べるな』若杉友子（幻冬舎、２０１３）
『アルカリ食健康法――清浄体質と長寿を支える日本の知恵』川島四郎（光文社、１９８２）
『免疫力が上がるアルカリ性体質になる食べ方――すべての病気の原因は酸性体質にあった！』小峰一雄（ユサブル、２０２２）
『食品の裏側――みんな大好きな食品添加物』安部司（東洋経済新報社、２００５）
『シリコンバレー式 自分を変える最強の食事』デイヴ・アスプリー、栗原百代訳（ダイヤモンド社、２０１５）
『フードファディズム――メディアに惑わされない食生活』高橋久仁子（中央法規出版、２００７）
『紅茶キノコ健康法』中満須磨子（地産出版、１９７４）
『青汁の効用――緑を食卓へ』遠藤仁郎（主婦の友社、１９６１）
『「元祖」野菜スープ健康法――ガン細胞も3日で消えた!?』立石和（徳間書店、１９９４）
『また「あるある」にダマされた』鷺一雄（三才ブックス、２００６）
『ウソが9割　健康ＴＶ』三好基晴（リヨン社、２００６）
『朝バナナダイエット』はまち。（ぶんか社、２００８）
『世界一シンプルで科学的に証明された究極の食事』津川友介（東洋経済新報社、２０１８）
『医師が考案した「長生きみそ汁」』小林弘幸（アスコム、２０１８）
『フードテック革命――世界７００兆円の新産業「食」の進化と再定義』田中宏隆・岡田亜希子・瀬川明秀著、外村仁監修（日経ＢＰ、２０２０）
『食糧危機――パンデミック、バッタ、食品ロス』井出留美（ＰＨＰ新書、２０２０）
『科学』２００６年9月号（岩波書店）
『月刊保団連』２０１７年2月号（全国保険医団体連合会）
『消費者法ニュース』２０１９年４月号（消費者法ニュース発行会議）
『生活協同組合研究』２０２１年3月号（生協総合研究所）
『名古屋文理大学紀要第10号』（２０１０年3月）
『月刊フードケミカル』２０１７年2月号（食品化学新聞社）
『生活と環境』２０１７年８月号（日本環境衛生センター）

『都市清掃』２０１７年11月号（全国都市清掃会議）
『食品と科学』２０２１年5月号（食品と科学社）
『脳内革命――脳から出るホルモンが生き方を変える』春山茂雄（サンマーク出版、１９９５）
『奇妙な論理Ⅰだまされやすさの研究』マーティン・ガードナー、市場泰男訳（ハヤカワ文庫ＮＦ、２００３）
『グルコサミンはひざに効かない――元気に老いる食の法則』山本啓一（ＰＨＰ新書、２０１４）
『キャシーと寛子が月見草でいきいきやせた』キャシー中島、林寛子（リヨン社、１９８４）
『ヤセたいところがすぐヤセル うつみ宮土理のカチンカチン体操』うつみ宮土理（扶桑社、１９８６）
『10分間体操と酢大豆でキラキラやせた』瀬川瑛子（バーディ出版社、１９８６）
『こんなにヤセていいかしら――不思議な面白減量法 １回30秒だけで１日１キロ落ちる』川津裕介（青春出版社、１９８８）
『体脂肪計タニタの社員食堂――５００ｋｃａｌのまんぷく定食』タニタ（大和書房、２０１０）
『いつまでもデブと思うなよ』岡田斗志夫（新潮新書、２００７）
『50歳を超えても30代に見える生き方――「人生１００年計画」の行程表』南雲吉則（講談社＋α新書、２０１１）
『「空腹」が人を健康にする』南雲吉則（サンマーク出版、２０１２）
『トロント最高の医師が教える世界最新の太らないカラダ』ジェイソン・ファン、多賀谷正子訳（サンマーク出版、２０１９）
『医師のすすめる小食ライフ』石黒成治（クロスメディア・パブリッシング、２０２１）
『低インシュリンダイエット――ちゃんと食べてしっかり痩せる』永田孝行（新星出版社、２００１）
『主食を抜けば糖尿病は良くなる！――糖質制限食のすすめ』江部康二（東洋経済新報社、２００５）
『世にも恐ろしい「糖質制限食ダイエット」』幕内秀夫（講談社＋α新書、２０１４）
『おやじダイエット部の奇跡――「糖質制限」で平均22ｋｇ減を叩き出した中年男たちの物語』桐山秀樹（マガジンハウス、２０１２）
『炭水化物が人類を滅ぼす――糖質制限からみた生命の科学』夏井睦（光文社新書、２０１３）
『炭水化物が人類を滅ぼす【最終解答編】植物vs.ヒトの全人類史』夏井睦（光文社新書、２０１７）
『運動をしなくても血糖値がみるみる下がる食べ方大全』山田悟（文響社、２０２１）
『医者が教える食事術 最強の教科書――20万人を診てわかった科学的に正しい食べ方68』牧田善二（ダイヤモンド社、２０１７）
『「いつものパン」があなたを殺す――脳を一生、老化させない食事』デイビッド・パールマター、クリスティン・ロバーグ、白澤卓二訳（三笠書房、２０１５）
『科学が暴く「食べてはいけない」の嘘――エビデンスで示す食の新常識』アーロン・キャロル、寺町朋子訳（白揚社、２０２０）
『昭和50年の食事で、その腹は引っ込む――なぜ１９７５年に日本人が家で食べていたものが理想なのか』都築毅（講談社＋α新書、２０１５）
『食と健康』別冊日経サイエンス２３７（２０２０）

【著者略歴】
畑中三応子（はたなか・みおこ）
1958年東京生まれ。『シェフ・シリーズ』と『暮しの設計』（ともに中央公論社）の編集長をつとめるなど、編集者としてプロ向き専門技術書から超初心者向きレシピブックまで約300冊の料理書を手がけ、流行食を中心に近現代日本の食文化を研究・執筆。第3回「食生活ジャーナリスト大賞」ジャーナリズム部門大賞受賞。著書に『ファッションフード、ありますーーはやりの食べ物クロニクル』（ちくま文庫）、『〈メイド・イン・ジャパン〉の食文化史』『カリスマフードーー肉・乳・米と日本人』（ともに春秋社）などがある。編集プロダクション「オフィスSNOW」代表。

【写真提供】
アフロ、大塚製薬株式会社、株式会社ヤクルト本社、国立国会図書館、佐藤製薬株式会社、時事通信フォト、写真AC、大正製薬株式会社、日清食品ホールディングス株式会社、畑中三応子、ベースフード株式会社

熱狂と欲望のヘルシーフード
「体にいいもの」にハマる日本人

2023年8月19日　第1刷発行

著　者　　畑中三応子
発行者　　江尻 良
発行所　　株式会社ウェッジ
〒101-0052 東京都千代田区神田小川町1丁目3番地1
NBF小川町ビルディング3階
電話03-5280-0528　FAX03-5217-2661
https://www.wedge.co.jp/　振替00160-2-410636

装　幀　　吉村朋子
組版・印刷製本　株式会社シナノ

※定価はカバーに表示してあります。
※乱丁本・落丁本は小社にてお取り替えいたします。

ISBN978-4-86310-267-5　C0039